高等医学院校临床课程见习指导丛书

供临床、预防、基础、口腔、麻醉、影像、护理、
法医等专业本科、高专、高职学生使用

总主编 何振华 张秀峰

耳鼻咽喉－头颈外科学
及口腔科学见习指导

第2版

主 编 石大志 张先锋 唐西清
主 审 罗志强
编 委 （按姓氏笔画排序）

艾文彬 石大志 伍协阶 杨 丽
肖 娟 邹上初 张先锋 罗 琴
高国强 唐西清 唐荣林 黄远见
彭 华 敬前程

科学出版社

北 京

内 容 简 介

　　本书为高等医学院校临床课程见习指导丛书。第一篇涵盖了耳鼻咽喉检查法，耳鼻咽喉-头颈外科常用药物、症状学及病历书写，耳、鼻、咽喉、气管的常见病症诊疗，耳鼻咽喉-头颈外科常用治疗操作方法及考核等16个见习单元（64学时）内容。第二篇涵盖了口腔专科检查、颌面部专科检查、口腔预防保健、牙体病、牙髓病根尖周病、牙周病、黏膜病、口腔局部麻醉、牙拔除术、口腔颌面感染和损伤等8个见习单元（32学时）内容，内容包含知识精要、复习思考题。本书提供的临床见习教学程序、教学内容，对规范临床见习教学有重要的指导意义。

　　本书供临床、预防、基础、口腔、麻醉、影像、护理、法医等专业本科、高专、高职学生使用，是一本携带方便、实用价值较高的见习指导书和带教教师参考书，也可作为国家执业医师应试的参考书。

图书在版编目(CIP)数据

　　耳鼻咽喉-头颈外科学及口腔科学见习指导 / 石大志，张先锋，唐西清主编. —2版. —北京：科学出版社，2017.3
　　ISBN 978-7-03-051959-7

　　Ⅰ. ①耳… Ⅱ. ①石… ②张… ③唐… Ⅲ. ①耳鼻咽喉科学-外科学-实习-医学院校-教学参考资料 ②头-外科学-实习-医学院校-教学参考资料 ③颈-外科学-实习-医学院校-教学参考资料 ④口腔科学-实习-医学院校-教学参考资料 Ⅳ. ①R762 ②R65 ③R78

　　中国版本图书馆CIP数据核字（2017）第036642号

责任编辑：朱　华 / 责任校对：李　影
责任印制：李　彤 / 封面设计：陈　敬

斜 学 虫 版 社 出版

北京东黄城根北街16号
邮政编码：100717
http://www.sciencep.com

北京建宏印刷有限公司 印刷
科学出版社发行　各地新华书店经销

*

2007年8月第 一 版　开本：787×960　1/32
2017年3月第 二 版　印张：6 1/8
2022年7月第十一次印刷　字数：129 000

定价：28.00元
（如有印装质量问题，我社负责调换）

第 2 版前言

"高等医学院校临床课程见习指导丛书"是南华大学主导编写的医学实践教学教材的重要组成部分。本教材由南华大学附属第二医院专家团队组织编写，于 2007 年 8 月由科学出版社发行第 1 版。

本教材自发行以来，受到同行们关注，对已进入临床见习阶段的医学生自主学习、带教老师规范开展见习带教均起到了积极的作用。但医学发展日新月异，新知识、新理论、新理念不断提出；执业医师分阶段考核的执行，5+3 教学模式的开展，均要求对教材内容进行必要的修订。近年来，读者们对本教材提出了许多宝贵意见，反馈了大量使用信息，对我们修订本教材帮助很大。

再版的"高等医学院校临床课程见习指导丛书"以人民卫生出版社出版的"十二五"普通高等教育本科国家级规划教材第 8 版为蓝本，结合近年来的循证医学证据，参考权威指南和专家共识进行修订。修订后的教材对结构、体例略有调整，增加见习阶段需要掌握的临床基本技能的内容，但总体仍保持简约、精炼的风格，相信本教材对医学生临床见习阶段学习及参加分阶段执业医师考核均能起到积极的作用。

本书在编写过程中得到了科学出版社、南华大学教务处、南华大学医学部、第二临床学院领导、教学科研部及各教研室的大力支持和帮助，在此谨致谢意！

　　由于编者才疏学浅，疏漏之处在所难免，恳请同仁不吝赐教，以便再版时予以修正。

何振华　张秀峰

2016 年 8 月于南华大学

第 1 版前言

　　临床医学是一门理论性和实践性很强的科学。它需要掌握全面的扎实的理论知识来指导临床实践，同时在不断的实践中来理解和掌握理论知识。耳鼻咽喉-头颈外科学是研究耳、鼻、咽喉、气管及食管和颈部诸器官的解剖、生理和疾病症状的临床学科，是医学教育的一个重要组成部分。由于耳鼻咽喉解剖关系复杂，与周围邻近器官以至全身诸系统的联系非常紧密，因此，它整体性强，涉及面广，是实践性、经验性、累积性很强的学科。而口腔科学专科性较强，其诊疗有其自身特点和特殊规律。学习中遵循理论—实验—再理论—再实践的原则是十分重要的。

　　为了帮助医学生系统掌握耳鼻咽喉-头颈外科学及口腔科学知识，提高学习效率，编者根据多年的临床教学心得，特别注意到临床见习阶段教师示范和指导的重要性，力求使学生在见习中把询问病史、体格检查、书写病历等所获得的资料进行归纳、综合、分析和判断，以加深对所学理论知识的理解，并使学生的临床思维得到启发与训练，为毕业实习打下良好的基础。

　　本书对每单元的见习要求、时数、准备和见习过程做了具体规范，同时对常见病的病史采集、体格检查做了重点提示。在此基础上编排的"知识精要"，则是对该学科重点知识简明扼要的全面的综合，以帮助学生把握重点、理解难点、启发思维。本书既是临床医学生见习阶段的必备参考书，对低年资住院医师也有所帮助；同时，也是国家执业医师应试的参考书。

本书编写得到南华大学教务处、医学院、第二临床学院领导，教学科研部门及各教研室的大力支持和帮助，谨致谢意。

由于学识和编写经验不足，书中缺点和错误难以避免，祈望广大读者批评指正。

何振华　张明亮
2006 年 12 月

目　录

第一篇 耳鼻咽喉-头颈外科学

见习一 耳鼻咽喉检查法

【见习要求】

1. 掌握额镜的佩戴方法、对光的注意事项。

2. 掌握外鼻检查法，前鼻镜检查法，鼻窦触诊法，体位引流法。

3. 掌握口咽部检查法，鼻咽部检查法，喉咽部检查法。

4. 掌握喉部检查法。

5. 掌握耳的一般检查法。

6. 掌握常见的听功能检查及前庭检查法。

7. 掌握眼震的观察方法。

【见习时数】 4学时。

【见习准备】

1. 用于检查的器械和耳鼻咽喉检查法的录像。

2. 听力检测设备及眼震电图分析仪。

【见习过程】

1. 讲授耳鼻咽喉的基本解剖知识。

2. 讲述并示范额镜的佩戴对光及检查方法。

3. 学生之间相互练习常见检查方法。

4. 讲解听力及前庭生理，讲解各种听力前庭检查的操作流程、注意事项及临床意义。

【体查要点】

1. 额镜的佩戴方法、对光的注意事项

（1）额镜镜面为一能聚光的凹面镜，通过光源投射到额镜上，使光线反射聚焦到检查部位，检查者通过镜孔，看到反射光束的焦点达到检查作用。

（2）额镜可以佩戴在检查者左眼或右眼前，但应注意额镜与光源同侧。

（3）佩戴前检查双球关节松紧度。

（4）调节额带圈至适合头围大小，额镜不晃动。

（5）光源置于患者耳后上方约15cm，检查者离受检者25～40cm。

（6）对光前注意调节光源亮度；检查者的瞳孔、额镜中央孔、反光焦点和受检部位在同一条直线上；双眼单视；不能过分的转头、扭颈、弯腰等姿势迁就光源。

2. 外鼻、鼻前庭检查法

（1）观察外鼻皮肤色泽是否正常。外形有无畸形、前鼻孔有无狭窄。鼻梁有无偏曲、塌陷、肿胀、增宽。

（2）以拇指和食指检查外鼻有无触痛，鼻骨有无移位、塌陷、骨摩擦感。

（3）注意说话时有无开放性或闭塞性鼻音。

（4）观察鼻分泌物性质及是否有特殊臭味。

（5）进行鼻窦区检查，观察鼻窦区皮肤有无红肿、压痛，局部有无隆起，眼球有无移位及运动障碍等。

（6）头后仰，用拇指将鼻尖抬起，检查鼻前庭皮肤有无充血肿胀、溃疡、皲裂、结痂及鼻毛脱落。

3. 前鼻镜检查法

（1）检查方法：检查者左手持鼻镜，以拇指及食指捏住前鼻镜的关节处，一柄置于掌心，另三指握于另一柄上，检查时将两叶合拢的前鼻镜与鼻底平行伸入鼻前庭，并轻轻打开。

（2）检查内容：观察鼻腔黏膜颜色、肿胀、肥厚、萎缩、表面湿润和干燥，总鼻道宽窄；鼻道分泌物位置、颜色、性质、量；鼻中隔偏曲形态、嵴；有无新生物。

（3）临床征象判断

1）正常鼻腔黏膜为淡红色，表面湿润光滑而有光泽。

2）急性炎症时黏膜呈鲜红色，附有黏性分泌物。

3）慢性炎症时黏膜呈暗红色，下鼻甲可呈桑椹状，分泌物为黏脓性，变应性鼻炎的黏膜水肿苍白或呈淡紫色，清水样分泌物。

4）萎缩性鼻炎则黏膜萎缩、干燥，无正常光泽，被覆脓痂，下鼻甲缩小，中鼻甲偶见肥厚或息肉样变。

5）中鼻道有脓性分泌物多提示前组鼻窦病变所致，嗅沟有脓性分泌物则为后组鼻窦病变所致。

6）对疑有鼻窦炎而鼻道未见分泌物者，可作体位引流以助检查。

（4）注意事项

1）鼻镜不宜进入过深，以免引起疼痛或损伤鼻中隔黏膜引起出血。

2）取出鼻镜时不可完全将双叶闭紧，以免夹持鼻毛引起疼痛。

4. 口咽检查法　（见图 1-1、彩图 1-1）

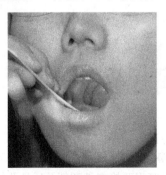

图 1-1　口咽部检查

（1）观察唇黏膜，张口运动，观察牙龈、舌、口底、唾液腺开口等情况。

（2）用压舌板压舌前 2/3 处，观察硬腭、软腭及悬雍垂是否对称，有无充血、肿胀、溃疡等，并嘱患者发"啊"声，观察软腭运动情况。

（3）检查舌腭弓、咽腭弓黏膜有无充血和肿胀。

（4）检查扁桃体。注意肿大程度、隐窝表面有无伪膜或角化物，并用另一压舌板挤压舌腭弓，视有无分泌物自隐窝溢出。临床上扁桃体肿大程度为三度：

1）Ⅰ度，扁桃体不超过咽腭弓。

2）Ⅱ度，扁桃体超过咽腭弓游离缘。

3）Ⅲ度，扁桃体接近中线，两侧几乎相触。

（5）观察咽后壁及咽侧索有无充血及淋巴滤泡增生，咽黏膜是否发干，有无脓液或干痂附着。

5. 间接鼻咽镜检查 又称后鼻镜检查（见图 1-2、彩图 1-2）。

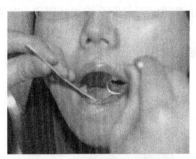

图 1-2 间接鼻咽镜检查

（1）适应证

1）出现鼻塞、鼻涕带血、耳闭塞感、不明原因的颈部肿块及头痛等需要检查鼻咽部及后鼻孔的患者。

2）健康体查者。

3）鼻咽部的活检。

（2）检查方法

1）受检者正坐、头略前倾，自然张口但不伸舌，用鼻安静呼吸。

2）将鼻咽镜镜面加温，以免镜面生雾，并先将镜背在检查者手背上测试一下，感觉不烫才可使用。

3）检查者左手用压舌板压下舌背，同时嘱患者用鼻呼吸，右手持鼻咽镜绕过悬雍垂，放置于软腭后下与咽后壁之间。置入后，将镜面倾斜成45°，此时镜中反映出后鼻孔的一部分，先找到鼻中隔后缘，即以之为依据分别检查其他各处。因镜面过小，不能一次反映出鼻咽部和后鼻孔的全部情况，需适当转动镜面，以便得到全部图像。

4）当镜面向上向前时，可见到软腭的背面、鼻中隔后缘、后鼻孔、各鼻道及鼻甲的后段；将镜面移向左右，可见咽鼓管咽口及其周围结构；镜面移向水平，可观察鼻咽顶部及腺样体。

（3）注意事项

1）注意勿碰及咽后壁及舌根，以免恶心影响检查。检查时需将镜面左右转动和水平移动，以便观察鼻咽全貌。

2）咽部过于敏感、检查不能合作者，可用1%的丁卡因行表面麻醉后再检查。

3）对鼻咽部暴露困难者，可用软腭拉钩或细导管将软腭拉起检查。

4）应特别注意鼻咽黏膜有无充血、粗糙、出血、溃疡、新生物以及鼻咽腔两侧是否对称，以便早期发现病变。

5）镜中所见与实体位置左右相反。

6. 间接喉镜检查 最常用而简便的喉及喉咽部检查法（见图 1-3、彩图 1-3）。

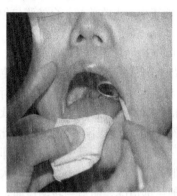

图 1-3 间接喉镜检查

（1）适应证

1）出现咽痛、声嘶、痰中带血、吞咽困难、呼吸困难言语障碍等症状需要检查喉咽部及喉部的患者。

2）健康体查者。

3）喉咽部和喉部的某些治疗、活检及异物取出。

（2）检查方法

1）患者端坐，头微前倾，张口、伸舌、用口呼吸。

2）检查者用消毒纱布包住患者舌前端，用拇指与中指将舌轻轻固定于门齿外，食指抵于上列牙齿。右手持经加温后的间接喉镜沿患者舌背进入，镜面与舌背平行，但不与舌背接触，当镜背抵达悬雍垂时，转镜面成45°，轻轻以镜背向后上推压悬雍垂根部。

3）首先观察舌根，舌扁桃体、会厌谷、喉咽后壁、喉咽侧壁、会厌舌面游离缘，前后轻微移动镜面即可见杓状软骨及两侧梨状窝等处。

4）嘱患者发较长"依"声，使会厌上举，观察会厌喉面、杓会厌襞、杓间区、室带及声带与其闭合情况。

（3）注意事项

1）检查者用拇指与中指将舌轻轻固定于门齿外，不可过度用力牵拉以免损伤舌底。

2）不能配合暴露喉腔时，可用1%的丁卡因咽部喷雾麻醉后，让受检者自己拉舌，检查者左手持喉镜，右手持会厌拉钩或弯喉滴管、弯卷棉子等物将会厌拉起，暴露喉腔。

3）应注意镜面影像为倒像，与喉部真实解剖位置前后颠倒，但左右侧不变。

4）检查时应注意声带有无充血、肿胀、增生、溃疡、新生物，两侧是否对称，有无运动障碍；喉室及声门下区有无肿物，梨状窝有无唾液潴留，杓间区有无溃疡或肉芽等。

7. 耳的一般检查法

（1）外耳的检查法

1）观察耳廓有无畸形、大小、是否对称，有无瘘管、红肿、压痛，耳周淋巴结有无肿大。

2）牵拉耳廓，耳屏有无压痛。

3）检查乳突部有无肿胀、瘢痕，鼓窦区、乳突尖等处有无压痛。

（2）外耳道及鼓膜检查法

包括徒手检查法和耳镜检查法（见图1-4、彩图1-4），徒手检查法分为单手检查法（见图1-5、彩图1-5）和双手检查法（见图1-6、彩图1-6）。

1）受检者侧坐，受检耳朝向检查者。

2）将额镜反光焦点对准外耳道口，将耳廓向外后上方牵拉（婴幼儿向后下方牵拉），并用手指向前推压耳屏，以使外耳道变直。

3）若有耳毛阻挡看不清楚时，可选用大小合适的耳镜轻轻旋转置入，并向各个方向转动，以观察外耳道并看清整个鼓膜形态。置入的耳镜不宜超过软骨部，以免受压迫骨部引起疼痛。

4）必要时利用鼓气耳镜观察鼓膜细微病变，如微小穿孔、粘连、液平面等，并可挤压橡皮球向外耳道加压、减压，观察鼓膜活动度。

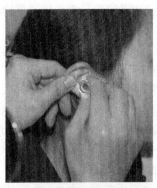

图1-4　耳镜检查法

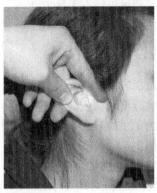

图1-5　单手检查法

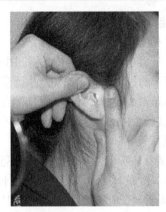

图1-6　双手检查法

（3）鼓膜所见

1）正常鼓膜为灰白色、半透明、有光泽的薄膜，边缘近鼓环处较厚，前下方有一三角形反光区即光锥，尖向后上，止于脐部与锤骨柄末端相连。

2）锤骨柄呈黄白色棒状，由前上向后下至鼓膜脐部。锤骨短突为锤骨柄上端一向前突出的白点。由短突向前、向后分别伸出前、后皱襞，前、后皱襞上方三角形区为松弛部，与外耳道皮肤相同，色淡红，无光泽。其下为紧张部。

3）为了便于描写病变部位，将鼓膜沿锤骨柄向后下方作一延长线，再通过脐部作一与此延长线垂直的线，将鼓膜分为前上、前下、后上、后下四个象限。

4）检查时应注意鼓膜的色泽及正常标志，有无充血、内陷、膨隆、增厚、混浊、钙斑、瘢痕、液平面、穿孔与分泌物等病变现象。

5）轻度充血仅见于锤骨柄处有条纹状充血，或自脐部向四周呈放射状充血。重度充血呈弥漫性鲜红色。

8. 听功能检查

（1）音叉检查

检查气导听力时，检查者手持叉柄，用叉臂敲击另一手掌的鱼际肌（勿过度用力，以免产生泛音），置受检耳外耳道口约 1cm 处，检查骨导时则以柄端直接贴紧皮肤。

1）林纳试验（Rinne test，RT）：又称气骨导对比试验，比较受试耳气导和骨导的长短。

A. 先测试骨导听力，一旦受试耳听不到音叉声，测同侧气导听力，受试耳听及，说明气导＞骨导为阳性。

B. 若不能听及，应再敲击音叉，先测气导听力，当不再听及时，立即测同耳骨导听力，若此时又能听及，可证实为骨导＞气导，为 RT 阴性。

C. 若气导与骨导相等，以"（±）"表示之。

2）韦伯试验（Weber test，WT）：又称骨导偏向试验，比较受试者两耳的骨导听力。

A. 敲击后将叉柄底部紧压于颅面中线上任何一点（多为前额），请受试者仔细辨别音叉声偏向何侧，并以手指示之。

B. 记录时以"→"示所偏向的侧别，"＝"示两侧相等。

3）施瓦巴赫试验（Schwabach test，ST）：又称骨导对比试验，比较受试者与正常人的骨导听力。

A. 先试正常人骨导听力，当其不再听及音叉声时，迅速将音叉移至受试耳鼓窦区测试之。

B. 同法先测受试耳，后移至正常人。如受试耳骨导延长，以"（＋）"示之，缩短则以"（–）"表示，"（±）"示两者相似。

4）盖莱试验（Gelle test，GT）

A. 用于检查镫骨内有无固定。将鼓气耳镜口置于外耳道内，密闭之。用橡皮球向外耳道内交替加、减压力，同时将振动音叉的叉柄底部置于鼓窦区。

B. 若镫骨活动正常，患者所听之音叉声在由强变弱的过程中尚有忽强忽弱的不断波动变化，为阳性（+）；无强弱波动感者为阴性（-）。耳硬化或听骨链固定时，本试验为阴性。

音叉试验结果比较见表 1-1。

表 1-1 音叉试验结果比较

试验方法	正常	传导性聋	感音神经性聋
RT	(+)	(-)(±)	(+)
WT	(=)	→患耳	→健耳
ST	(±)	(+)	(-)

（2）纯音听阈测定：纯音测听是一种主观测听法，该测试在隔音室内或自由声场内进行，通过纯音听阈检查可了解三个方面的问题：①有无听力障碍？②听力障碍的性质？③听力障碍的程度？

1）包括气导听阈及骨导听阈测试，常规测试：①一般先测试气导，然后测骨导；②测试前先向受试者说明解释，先择听力正常或听力较好之耳作熟悉试验；③检查从 1000Hz 开始，以后按 2000Hz、3000Hz、4000Hz、6000Hz、8000Hz、250Hz、500Hz 顺序进行，最后再对 1000Hz 复查一次。

2）应注意避免产生交叉听力。在测试纯音听阈时，应注意采用掩蔽法。当两耳气导听阈差值≥40dB，测试较差耳气导时，对侧耳亦应予以掩蔽。测试骨导时，对侧耳一般均予掩蔽。用作掩蔽的噪声采用以测试声频率为中心的窄频带噪声。

3）纯音听阈图的分析

A. 传导性聋：骨导正常或接近正常，气导听阈提高；气骨导间有间距，气骨导差一般不大于 60dB（HL）；气导曲线平坦、或低频听力损失较重而曲线上升型。

B. 感音神经性聋：气导、骨导曲线呈一致性下降，无气骨导差，一般高频听力损失较重，故听力曲线呈渐降型或陡降型。

C. 混合性聋：兼有传导性聋与感音神经性聋的听力曲线特点。气导、骨导曲线皆下降，但存在一定气骨导差值。

（3）阈上听功能测试：该测试是用声强大于受试耳听阈的声信号进行的一系列测试，对于鉴别耳蜗性聋与神经性聋具有一定的参考价值。

1）Metz 重振试验法：Metz 重振试验法是在纯音听阈和声导抗声反射测试的基础上，通过计算同一频率纯音听阈和镫骨肌声反射阈之间的差值来评定重振现象的有无。正常人差值为 75～95dB，≤60dB 示重振，为耳蜗性聋的表现；≥100dB 示蜗后性聋。

2）短增量敏感指数试验法：短增量敏感指数试验法是测试受试耳对阈上 20dB 连续声信号中出现的微弱强度变化（1dB）的敏感性，以每 5s 出现一次，共计 20 次声强微增变化中的正确辨别率，即敏感指数来表示。耳蜗病变时，敏感指数可高达 80％～100％，正常耳及其他耳聋一般为 0～20％。

3）镫骨肌声反射衰减试验：计算镫骨肌反射性收缩幅度衰变到为其收缩初期的一半所经历的时间。耳蜗性聋或正常人偶有轻度衰减现象，但蜗后病变（如听神经瘤）者有严重衰减现象，半衰期可为 3s（不超过 5s）。

（4）声导抗检法：声导抗检测是客观测试中耳传

音系统、内耳功能、听神经以及脑干听觉通路功能的方法。根据等效容积原理设计的,由刺激信号、导抗桥和气泵三大部分组成。

1)鼓室导抗图

A. 凡中耳功能正常者曲线呈 A 型;As 型常见于耳硬化、听骨固定或鼓膜明显增厚等中耳传音系统活动度受限时;若其活动度增高,如听骨链中断、鼓膜萎缩、愈合性穿孔以及咽鼓管异常开放时,则曲线可呈 Ad 型。

B. B 型曲线多见于鼓室积液和中耳明显粘连者。

C. C 型曲线表示着咽鼓管功能障碍、鼓室负压。

2)静态声顺:鼓膜在自然状态和被正压压紧时的等效容积毫升数,两者之差为鼓膜平面的静态声顺值,代表中耳传音系统的活动度。正常静态声顺值为 0.3~1.6。

3)峰压点

A. 负压见于咽鼓管阻塞,分泌性中耳炎。

B. 正压见于急性中耳炎早期,捏鼻后。正常压见于正常耳,感音神经性聋耳,听骨链中断等。

C. 无峰压型见于分泌性中耳炎,粘连性中耳炎,听骨链固定,鼓膜穿孔,鼓室置管,耵聍栓塞等。

4)镫骨肌声反射

A. 正常耳诱发镫骨肌声反射的声音强度为 70~100dB(SL)。正常人左右耳分别可引出交叉(对侧)与不交叉(同侧)两种反射。

B. 镫骨肌声反射检测的临床意义:①估计听敏度;②鉴别传导性与感音性聋;③确定响度重振与病理性适应;④识别非器质性聋;⑤为蜗后听觉通路及脑干疾病提供诊断参考;⑥可对某些周围性面瘫做定位诊断和预后预测以及对重症肌无力作辅助诊断及疗效评估等。

5)外耳道容积:外耳道容积正常范围,儿童:

0.5～1.5ml，成人：0.6～2.0 ml；如患者为 B 型鼓室导抗图，成人外耳道容积＞2.5 ml，儿童＞2.0 ml，提示鼓膜穿孔，或者鼓室安置通气管。

（5）耳声发射检测法

1)耳声发射可在一定意义上反映耳蜗尤其是外毛细胞的功能状态。听力正常人的瞬态诱发性耳声发射和 $2f_1-f_2$ 畸变产物耳声发射的出现率为 100%。

2）耳蜗性聋且听力损失＞20～30dB（hearing level，HL）时，诱发性耳声发射消失。中耳传音结构破坏时，在外耳道内亦不能记录到耳声发射。蜗后病变未损及耳蜗正常功能时，诱发性耳声发射正常。

3）临床上耳声发射用于①婴幼儿的听力筛选方法之一；②对耳蜗性聋（如药物中毒性聋，噪声性聋，梅尼埃病等）的早期定量诊断；③对耳蜗性聋及蜗后性聋的鉴别诊断。

（6）听性脑干反应测听

1）听性脑干反应测听是检测声刺激诱发的脑干生物电反应，又称听性脑干诱发电位，由潜伏期在 10ms 以内的 7 个正波组成，刺激声为短声、滤波短声或短纯音，刺激重复率 20 次/s。其中 I、III、V波最稳定，而 VI、VII 两波最差。

2）临床上分析指标包括：①I、III、V波的峰潜伏期及振幅；②I～III、III～V、I～V波的峰间期；③两耳V波峰潜伏期和 I～V波峰间期差；④各波的重复性等。

3）听性脑干诱发反应可用于判定高频听阈、新生儿和婴幼儿听力筛查、鉴别器质性与功能性聋、诊断桥小脑角占位性病变等；对听神经病、多发性硬化症、脑干胶质瘤，脑外伤、昏迷、脑瘫痪、脑死亡等中枢神经系统疾病的诊断、定位与治疗选择、结果判断等，可提供有价值的客观资料。

（7）言语测听法

1）将标准词汇录入声磁带或 CD 光盘上，检测时将言语信号通过收录机或 CD 机传入听力计并输送至耳机进行测试。主要测试项目有言语接受阈和言语识别率。

2）言语接受阈以声级（dB）表示，正常受试耳能够听懂 50%的测试词汇。言语识别率是指受试耳能够听懂所测词汇中的百分率。将不同声级的言语识别率绘成曲线，即为言语听力图。

3）根据言语听力图的特征，可鉴别耳聋的种类。言语测听法尚可用于评价耳蜗植入术后听觉康复训练效果，评估助听器的效能等。

9. 前庭功能检查法　由于前庭神经系统和小脑、脊髓、眼、自主神经等具有广泛的联系，因此，前庭功能检查不仅与耳科疾病有关，而且和神经内、外科、眼科、内科、创伤科等亦有密切关系。前庭功能检查主要可分为前庭脊髓反射系统的平衡功能和前庭眼动反射弧的眼震反应。

（1）平衡功能检查法

1）闭目直立检查法：又称 Romberg 试验，受试者直立，两脚并拢，两手手指互扣于胸前并向两侧拉紧，观察受试者睁眼及闭目时躯干有无倾倒。平衡功能正常者无倾倒，判为阴性。迷路或小脑病变者出现自发性倾倒。

2）过指试验：检查者与受试者相对端坐，检查者双手置于前下方，伸出双食指。请受试者抬高双手，然后以检查者之两食指为目标，用两手食指同时分别碰触之，测试时睁眼、闭目各作数次，再判断结果，常人双手均能准确接触目标，迷路及小脑病变时出现过指现象。

3）星形足迹行走试验：受试者蒙眼，向正前方行走5步，继之后退5步，依法如此行走5次。观察其步态，并计算起点与终点之间的偏差角。偏差角大于90°者，示两侧前庭功能有显著差异。

4）静态姿势和动态姿势描记法。

（2）眼震检查

1）自发性眼震检查法：检查者立于距受试者40～60cm的正前方。请受试者按检查者手指所示方向，向左、右、上、下及正前方5个基本方向注视，观察其眼球运动。注意，检查者手指向两侧移动时，偏离中线的角度不得超过20°～30°，以免引起生理性终极性眼震。鉴别见表1-2。

表1-2 自发性眼震鉴别表

	周围性	中枢性	眼性
眼震性质	水平性，略带旋转	可为垂直性，旋转性或对角线性	钟摆性或张力性
方向	一般不变换	可变换	无快慢性
强度	随疾病发展过程而变化	多变	不稳定
眩晕感及恶心、呕吐等自主神经症状	有，严重程度与眼震强度一致	可无，若有，其严重程度与眼震强度不一致	无

2）Frenzel眼镜检查法：Frenzel眼镜为一屈光度为+15D～+20D的凸透镜，镜旁装有小灯泡；由于凸透镜的放大作用及灯泡的照明，眼震更容易被察觉。

3）眼震电图描记法（ENG）：用眼震电图描记仪记录眼震可检出肉眼下不能察觉的微弱眼震，并提供振幅、频率及慢相角速度等各种参数；受试者睁眼、闭眼时均可检查，不能记录旋转性眼震。

4）红外电视眼震电图描记法（VNG）：红外电视眼震电图描记法是近年来应用于临床检测眼球震颤的仪器，受检者佩带特制的 Frenzel 眼镜，该眼镜上有红外摄像头而将眼动情况记录、传送至显示器及计算机，能记录旋转性眼震。

（3）视眼动系统检查法

1）扫视试验：又称视辨距不良试验或称定标试验。请受试者注视并随视跟踪仪之灯标亮点移动，其速度为（350°～600°）/s。以电眼震描记仪记录眼球运动的速度和精确度。脑干或小脑病变时结果异常。

2）平稳跟踪试验：又称平稳跟随试验。受试者头部固定于正中位，距视标眼前 50～100cm，视标作水平向匀速的正弦波摆动，速度为 40°/s，视线跟随视标运动而移动，并以电眼震描绘仪记录眼动曲线，临床上眼动曲线分四型，正常曲线光滑，为Ⅰ型、Ⅱ型，曲线异常Ⅲ型、Ⅳ型主要见于脑干或小脑病变。

3）视动性眼震检查法：检查时请受试者注视眼前作等速运动或等加、减速度运动的、黑白条纹相间的转鼓或光条屏幕，记录当转鼓正转和逆转时出现之眼震。正常人可引出水平性视动性眼震，其方向与转鼓运动的方向相反，两侧对称，速度随转鼓运动速度而改变。眼震不对称、眼震减弱或消失，或方向逆反，主要提示中枢病变。自发性眼震或某些眼病可影响结果。

4）凝视试验：是指当眼球向一侧偏移时方出现的眼震，眼震的快相与眼球偏转的方向一致，强度随偏转角度增大而加强，眼球向前直视时眼震消失，多示中枢性病变。

（4）前庭眼动检查法：主要指半规管功能检查。

冷热试验

1）双耳变温冷热试验：双耳变温冷热试验，受试者仰卧，头前倾30°，使外半规管呈垂直位。先后向外耳道内分别注入50℃和24℃水（或空气），每次注水（空气）持续1min，记录眼震。有自发性眼震者先刺激眼震慢相侧之耳。

2）微量冰水试验：受试者体位同双耳变温冷热试验，或正坐、头后仰60°、使外半规管呈垂直位。从外耳道向鼓膜处注入4℃水0.2ml，保留10s后偏头，使水外流，记录眼震。若无眼震，则每次4℃水递增0.2ml试之，当水量增至2ml亦不出现反应时，示该侧前庭无反应，试毕一耳后休息5min再试对侧耳。前庭功能正常者0.4ml可引出水平性眼震，方向向对侧。

3）旋转试验：半规管在其平面上沿一定方向旋转，开始时，管内的淋巴液由于惰性作用而产生和旋转方向相反的壶腹终顶偏曲；旋转骤停时，淋巴液又因惰性作用使壶腹终顶偏曲，但方向和开始时相反。

（5）其他激发性眼震检查法

1）位置性眼震检查法：检查时取如下头位：①坐位，头向左、右歪斜，前俯、后仰，向左、右各扭转45°～60°。②仰卧位，头向左、右扭转。③仰卧悬头位，头向左、右扭转。每次变换位置时均应缓慢进行，在每一头位至少观察记录30s。变位性眼震主要用于诊断良性阵发性位置性眩晕。

2）变位性眼震检查法：受试者先坐于检查台上，头平直。检查者立于受试者头侧，双手扶其头，按以下步骤进行：坐位——头向右转45°——仰卧右侧45°悬头——坐位——头向左转45°——仰卧左侧45°悬头——坐位，每次变位应在3s内完成，每次变位后观察、记录20~30s，注意潜伏期、眼震性质、方向、振幅、慢相角速度及持续时间等，记录有无眩晕感、恶心、呕吐等。如有眼震，应连续观察、记录1min，眼震消失后方可变换至下一体位。注意：无论是周围性或中枢性前庭系病变，均可引起这两种眼震。

（石大志　肖　娟）

见习二　耳鼻咽喉-头颈外科常用药物、
症状学及病历书写

【见习要求】

1. 掌握耳鼻咽喉-头颈外科的常用药物的使用方法。

2. 掌握耳鼻咽喉的常见症状和病史采集。

3. 熟悉耳鼻咽喉-头颈外科的病历书写并完成一份门诊病历。

【见习时数】　4学时。

【见习准备】

1. 准备在门诊治疗中耳鼻咽喉-头颈外科常见的药

物（1%丁卡因、1%麻黄素、3%双氧水等）。

2. 准备好症状较为明显的患者。

【见习过程】

1. 学生先自学常见药物的剂量、剂型、用法、用法等。

2. 在带教教师的指导向准备好的患者的询问病史，进行病史采集。

3. 带教教师示范病历书写并完成一份门诊病历。

【耳鼻咽喉的常用药物】

1. 麻黄素滴鼻液

作用：为拟肾上腺素药，减充血剂，收缩鼻腔黏膜血管，改善鼻腔通气、引流，作用较温和、持久。

用途：适用于急慢性鼻炎、鼻窦炎，鼻出血等。

用法：$3\sim5\mu g$/次。高血压患者慎用，小儿宜用 0.5% 的溶液。一般连续应用不宜超过 10 天。

2. 达芬霖（羟甲唑啉）

作用：拟交感神经药物，减充血剂，能迅速收缩鼻腔黏膜血管，改善鼻塞症状，作用可维持 2 小时。

用途：适用于急慢性鼻炎、鼻窦炎，变应性鼻炎等。

用法：一般连续应用不宜超过 10 天，避免出现药物性鼻炎。

3. 色甘酸钠滴鼻液

作用：抑制肥大细胞脱颗粒和释放过敏介质。

用途：适用于变应性鼻炎。

用法：滴鼻 3 次/天。

4. 布地奈德鼻喷雾剂、糠酸莫米松鼻喷雾剂、丙酸氟替卡松鼻喷雾剂

作用：主要成分为糖皮质激素。可减轻鼻黏膜炎症和鼻高反应性。

用途：适用于变应性鼻炎、非变应性鼻炎、慢性鼻-鼻窦炎和鼻息肉。

用法：喷鼻，使用时注意避免朝向鼻中隔，以免发生鼻中隔穿孔。

5. 浓维生素 AD

作用：润滑鼻黏膜、刺激神经末梢，促使鼻黏膜恢复功能。

用途：干燥性鼻炎、萎缩性鼻炎。

用法：滴鼻 3 次/天。

6. 链霉素滴鼻液

作用：抑制鼻内杆菌生长。

用途：适用于萎缩性鼻炎和鼻硬结病。

用法：滴鼻 3 次/天。

7. 复方碘甘油

作用：消毒、润滑及温和的刺激作用。

用途：适用于慢性咽炎和咽干燥症患者。

用法：涂咽。

8. 3%双氧水

作用：具有清洁、防臭、消毒作用。

用途：适用于急慢性化脓性中耳炎、外耳道炎，清洗外耳道。

用法：滴耳，5～10 滴/次

9. 3%硼酸甘油

作用：具有消肿、抑菌的作用。

用途：适用于外耳道炎、慢性化脓性中耳炎。

用法：滴耳，3 次/日。

10. 2%酚甘油

作用：杀菌、止痒、消炎。

用途：适用于急性外耳道炎、急性鼓膜炎、急性化脓性中耳炎（鼓膜穿孔禁用）。

用法：滴耳，3 次/日，尤其在疼痛时使用。

11. 泰利必妥滴耳液

作用：杀菌。尤其对绿脓杆菌和金葡菌作用明显。

用途：适用于外耳道炎、鼓膜炎和中耳炎。

用法：滴耳，3 次/日。

12. 耵聍水（3%～5%碳酸氢钠）

作用：软化耵聍。

用途：外耳道耵聍栓塞。

用法：滴耳，5～6 次/日，滴 2～3 天后行外耳道冲洗或耵聍取出术。

【耳鼻咽喉常见专科症状】 （课前自学）

1. 耳部症状

（1）耳痛

1）疼痛的具体部位。

2）疼痛的性质和强度。

3）有无牵涉痛及触发点。

4）诱发与缓解疼痛的因素。

（2）耳聋

1）耳聋的程度：轻、中、重、完全失听。

2）时期，起病日期。

3）有无发病诱因。

4）有无全身性疾病（糖尿病、肾病等）。

5）耳聋和周围环境、职业、药物等关系。

（3）耳鸣

1）性质：类似某种声音（机器隆隆声、蝉鸣叫声、血管搏动声等）。

2）时期，起病日期。

3）有无发病诱因。

4）有无全身性疾病（高血压、贫血、糖尿病、肾病、神经官能症等）。

5）有无耳部疾病。

（4）眩晕

1）时间：持续性，间歇性、发作间歇时间。

2）伴随症状：恶心、呕吐、虚脱。

3）类别：①旋转性：物体旋转及旋转方向；②漂浮性：快速转动头部或走路时出现视物模糊或振动幻视；③摇摆性：身体左右或前后摇晃的感觉；④自发性：无诱因，突发；⑤诱发性：某种体位或体动时诱发。

2. 鼻部症状

（1）鼻塞

1）阻塞时间：间歇性、持续性、交替性。

2）单侧或双侧发病。

3）发病的诱因。

4）发病的程度：完全性、不完全性阻塞。

5）与其他症状的关系：头痛、鼻涕等。

（2）鼻漏

1）水样鼻漏：多见于急性鼻炎和变应性鼻炎。

2）黏液性鼻漏：多见于鼻黏膜慢性炎症。

3）脓性鼻漏：多见于较重的鼻窦炎。

4）血性鼻漏：多见于鼻窦炎、外伤、异物、肿瘤等。

5）脑脊液鼻漏：多见于颅前窝、颅中窝骨质缺损及骨折。

（3）嗅觉障碍

1）程度：正常、减退、丧失、异常。

2）左、右。

3）持续时间。

（4）鼻源性头痛

1）有无发病诱因。

2）时间：有无规律。

3）程度：持续性、间歇性。

4）先兆或伴随症状。

5）位置：全头痛、偏头痛、前头痛、眼部痛、后头痛。

（5）鼻出血

1）时间。

2）左、右。

3）量：少、中、多。

4）性质。

3. 咽部症状

（1）咽痛

1）性质：自发性、激发性。

2）时期。

3）程度。

4）有无全身疾病及诱发因素。

5）伴随症状：发热、寒战及全身症状。

（2）咽异物感

1）异物感、堵塞感、贴附感、干燥感。

2）经常用力“吭”“呵”或频频吞咽。

3）空咽涎液时有明显异物感。

4）吞咽食物时不明显。

（3）吞咽困难

1）功能障碍性：致咽痛疾病一般伴有不同程度的吞咽困难。

2）梗阻性：咽部或食道狭窄、肿瘤、异物。

3）瘫痪性：因中枢或周围神经性疾病所致，进液体时更困难。

4. 喉部症状

（1）声音改变

1）诱因。

2）时期：经常性、间歇性。

3）性质、程度：轻：声音变粗，音调变低；重：声音嘶哑、完全失声。

（2）呼吸困难

1）有无胸廓周围软组织的塌陷，有无强迫体位。

2）时期。

3）性质：吸气性、呼气性。

4）有无先天性喉疾病、喉炎症性疾病、肿瘤、异物等。

（3）喉痛

1）有无诱因。

2）程度：轻度：仅发生在说话、吞咽、咳嗽时；中度：持续；重度：拒绝饮食。

3）性质：钝痛、隐痛、牵拉痛、针刺样痛、刀割样痛、撕裂样痛、搏动样痛。

（4）喉喘鸣音。

（5）发音和语言困难。

（6）咳嗽

1）时期。

2）性质。

3）程度。

5. 其他

（1）颈部：活动、疼痛、肿胀、颈淋巴结。

（2）口腔：疼痛、张口困难，口腔黏膜、牙齿、牙龈。

（3）面部：红肿、溃疡、疼痛。

（4）眼：眼红、眼痛、视力下降、运动障碍。

（5）头：头晕、头痛、头胀。

（6）全身症状：发热、寒战、呕吐、便秘。

【专科检查的书写顺序】

1. 一般情况

（1）呼吸情况：频率、节律，有无呼吸困难，如吸入性呼吸困难（四凹征，口唇发绀，鼻翼扇动，出汗，焦躁不安）。

（2）声音：开放性或闭塞性鼻音、喘鸣音。

（3）吞咽情况：痛苦表情等。

2. 耳

（1）外耳

1）耳廓：①皮肤：有无红肿压痛，外伤或感染；②两侧：是否对称；③外形：有无畸形（副耳、瘘管、瘢痕、肿物等）、触痛。

2）外耳道：①大小、弯曲度；②有无肿物、异物、畸形（闭锁、狭窄）；③分泌物：性质，有无耵聍栓塞。

（2）中耳、内耳：①鼓膜：充血、外凸、内陷、穿孔、瘢痕及钙化；穿孔的部位、大小、穿孔缘和鼓室黏膜的情况；②乳突区：有无压痛、皮肤有无红肿溃烂；③鼓气耳镜检查；④咽鼓管功能检查；⑤听力检查：音叉检查等。

3. 鼻

（1）外鼻

形态：有无畸形，如鞍鼻。

皮肤：色泽、隆起、触痛、增厚、变硬。

鼻梁、鼻翼：有无歪斜、煽动。

（2）鼻腔

1）鼻前庭：①皮肤：有无肿胀、皲裂、糜烂、疖肿；②鼻毛：有无脱落。

2）鼻腔呼吸通气状况：良好、差。

3）鼻黏膜：①色泽：苍白、粉红、暗红、紫色、紫灰；②血管收缩剂的反应性：敏感、迟钝；③有无破损、肿胀、变性（肥厚、萎缩、息肉样变）。

4）鼻甲：下鼻甲、中鼻甲的大小。

5）鼻道：①下鼻道的分泌物；②中鼻道：分泌物的性质、量，有无恶臭；③嗅裂：分泌物的性质、量。

6）鼻中隔：①有无偏曲、棘、矩状突、穿孔、脓肿及其部位；②有无与鼻甲黏连。

7）肿物、异物：有、无。

（3）鼻窦

1）表面有无压痛。

2）采用体位引流的情况。

（4）嗅觉功能检查。

4. 咽

（1）口咽

1）牙齿、牙龈、硬腭、舌及口底、咽部形态、软腭运动情况、腭扁桃体。

2）咽后壁、咽侧壁黏膜色泽、湿润程度。

3）有无充血、肿胀、隆起、干燥、脓痂、溃疡、新生物。

4）两侧是否对称。

（2）鼻咽

1）软腭背面，鼻中隔后缘、后鼻孔、各鼻道及鼻甲后段、咽鼓管咽口及其周围结构、鼻咽顶部、鼻咽侧壁、咽扁桃体。

2）黏膜有无充血、粗糙、出血、浸润、溃疡、新生物。

3）两侧是否对称。

（3）喉咽：同喉部检查。

5. 喉

（1）外观：喉体的大小、位置及对称性。

（2）触诊：扪触舌骨、甲状软骨、环状软骨、颈部气管环，有无移位、变形、压痛、喉的运动。

（3）间接喉镜和直接喉镜检查

1）下咽部的舌根、会厌、室带、黏膜皱襞、声带运动及闭合情况。

2）梨状窝有无积液、炎症、肿瘤。

6. 颈部包块

（1）部位。

（2）大小。

（3）活动度（活动、固定）。

（4）软硬程度。

（5）有无触痛。

（6）表面是否光滑。

（7）皮肤有无红肿。

（8）有无血管波动性。

笔记栏

（罗　琴　石大志）

见习三（1） 外鼻疾病

【见习要求】 掌握鼻疖的临床表现、诊断要点和治疗。

【见习时数】 1学时。

【见习准备】

1. 典型患者。

2. 必要的检查器械。

【见习过程】

1. 讲授病史采集、体格检查要点，学生分组进病房采集病史，并做体格检查。

2. 学生回示教室汇报病历摘要、阳性体征，提出必要的检查并说明其目的。

3. 学生归纳总结病例特点，作出完整的诊断。

4. 结合患者的具体实际，带教教师以提问的方式小结。

【病史采集要点】

1. 现病史

（1）发病情况：是缓或急。

（2）发病的原因或诱因。

（3）主要症状

1）鼻局部是否触痛、灼热、红肿。

2）上唇及颊部是否有灼热、红肿（蜂窝组织炎）。

3）是否有日益加重的自发性疼痛。

4）是否一侧鼻前庭内有隆起，周围浸润发硬，发红。

5）疖肿顶部是否出现黄色脓点，或流出脓液。

（4）伴随症状

1）是否有畏寒、发热、头痛、全身不适症状。

2）是否有头痛、眼痛、视力下降。

（5）病情演变。

（6）诊疗情况，在何处就诊过？做过何种检查？用何药物及疗效如何？

（7）一般情况：精神、体力、饮食、大小便如何？

2. 其他相关病史

（1）有无药物过敏史。

（2）既往史（如高心病、结核病等）。

（3）个人史：吸烟史、职业史。

【知识精要】

1. 概述 鼻疖是鼻前庭毛囊、皮脂腺和汗腺的局限性化脓性炎症。也可发生在鼻尖和鼻翼处。

2. 鼻疖的临床表现

（1）症状

1）局部触痛、灼热、红肿，可伴有低热和全身不适。

2）病重者（可引起上唇及颊部蜂窝组织炎），可有畏寒、发热、头痛、全身不适症状。

3）随着病情发展，出现自发性疼痛，日益加重。

（2）体征

1）一侧鼻前庭内有隆起，周围浸润发硬，发红。

2）疖肿成熟后，顶部出现黄色脓点，溃破则流出脓液。

3）并发症：由于面部静脉无瓣膜，血液可正、逆向流动。鼻疖如被挤压，感染可由小静脉、面静脉、眼上静脉向上直达海绵窦，引起非常严重的海绵窦血栓。

3. 诊断要点

（1）鼻尖部或鼻前庭皮肤红肿，肿胀可能累及面部周围组织，有触痛。

（2）晚期有脓头突出，破溃后流出脓液，有时排出绿色脓栓。

4. 鉴别诊断

（1）鼻部丹毒。

（2）鼻前庭皲裂。

（3）鼻前庭脓疱疮。

5. 治疗

（1）治疗原则：疖肿未成熟者，促进疖肿成熟穿破，严禁挤压疖肿，忌作切开引流；疖肿已成熟者，排脓引流；控制感染，预防颅内并发症。

（2）治疗措施

1）足量抗生素控制感染。

2）疖肿未成熟者，局部热敷、超短波、透热疗法，促进疖肿成熟穿破。

3）疖肿已成熟者，待疖肿自行穿破或用探针蘸少许纯石炭酸腐蚀脓头，促使其破溃。或可用尖刀将脓头表面薄层皮肤轻轻挑破，取出脓栓，排出脓液。

4）脓肿穿破后，清除脓痂，以利引流。

5）对症处理。

笔记栏

（罗 琴 张先锋）

见习三（2） 鼻中隔偏曲

【见习要求】 掌握鼻中隔偏曲的临床表现、诊断要点和治疗。

【见习时数】 2学时。

【见习准备】

1. 典型患者。

2. 典型鼻中隔偏曲患者的电子镜照片、鼻腔鼻窦CT片，必要的检查器械。

【见习过程】

1. 讲授病史采集、体格检查要点，学生分组进病房采集病史，并做体格检查。

2. 学生回示教室汇报病历摘要、阳性体征，描述鼻中隔偏曲的方式，提出必要的辅助检查并说明其目的。

3. 学生归纳总结病例特点，作出完整的诊断。

4. 结合患者的具体实际，带教教师以提问的方式小结。

【病史采集要点】

1. 现病史

（1）发病情况：是缓或急。

（2）发病的原因或诱因。

（3）主要症状

1）是否鼻塞，单侧还是双侧，持续性还是间歇性；程度如何；是否嗅觉减退，偏曲对侧鼻腔下鼻甲是否肥大。

2）是否鼻出血，鼻出血与偏曲的关系，鼻中隔偏曲凸面的黏膜完整程度，鼻出血的量有多少。

3）是否头痛，如有，发生在哪一侧，性质及程度如何。

（4）伴随症状，邻近器官症状。

（5）病情演变。

（6）诊疗情况，在何处就诊过？做过何种检查？用何药物及疗效如何？

（7）一般情况：精神、体力、饮食、大小便如何？

2. 其他相关病史

（1）有无药物过敏史。

（2）既往史（如高心病、结核病等）。

（3）个人史：吸烟史、职业史。

【知识精要】

1. 概念 鼻中隔偏曲指鼻中隔一侧或两侧偏曲或局部有突起并引起鼻腔功能障碍并产生症状的一种鼻内畸形。

2. 临床表现 大多数人的鼻中隔均有不同程度的偏曲，但是否引起鼻部症状，常取决于下列因素：①偏曲的程度和形式；②鼻甲骨气化程度；③梨状孔外侧缘骨质或鼻瓣区软骨是否畸形等。

（1）症状

1）鼻塞：①多呈持续性，是最常见症状；②症状严重程度与鼻中隔偏曲程度有关，一般在鼻中隔凸出的一侧较重；③鼻塞严重者还可出现嗅觉减退。

2）鼻出血：鼻中隔凸出的一面或嵴、棘处黏膜张力较大，且较薄，加之鼻中隔软组织血供丰富，故鼻出血多发生在此。

3）反射性头痛：偏曲部位压迫下鼻甲或中鼻甲，可导致同侧反射性头痛。

4）邻近器官受累：偏曲所致鼻阻塞影响鼻窦引流，继发鼻窦炎；鼻内炎性分泌物蓄积，诱发上呼吸道感染。

（2）体征

1）鼻中隔呈"S"形或"C"形偏曲，常见棘脊状突起或软骨脱位。

2）鼻腔较宽侧常呈代偿性肥大。

3. 诊断要点

（1）鼻中隔偏曲患者可出现外鼻畸形，如斜鼻、前鼻孔狭小等。

（2）前鼻镜检查显示：①鼻中隔弯向一侧，两侧鼻腔大小不等；②鼻中隔凸面可见利特尔区充血、糜烂；③对侧下鼻甲代偿性肥大。

4. 鉴别诊断

（1）鼻黏膜肥厚。

（2）鼻中隔血肿、脓肿及肿瘤。

5. 治疗

（1）治疗原则：鼻中隔偏曲未引起功能障碍者，为生理性偏曲，可不置理。凡有以上症状之一，并疑与本病有关者，即可作手术治疗。术后预防感染及对症处理，以防中隔穿孔或黏连。

（2）手术方法

1）鼻中隔黏膜下矫正术和鼻中隔黏膜下切除术。

2）鼻中隔成形术。

（3）药物治疗

1）一般情况下无需特殊处理，如有合并症状对症治疗。

2）手术时可加用抗生素预防伤口感染。

【复习思考题】

简答题 鼻中隔偏曲有哪些症状，何种情况需要处理?怎样处理?

笔记栏

（肖 娟 张先锋）

见习三（3） 鼻 出 血

【见习要求】 掌握鼻出血的一般处理和全身治疗。

【见习时数】 1学时。

【见习准备】

1. 典型患者。

2. 必要的检查器械。

【见习过程】

1. 讲授病史采集、体格检查要点，学生分组进病房采集病史，并做体格检查。

2. 学生回示教室汇报病历摘要、阳性体征，提出必要的辅助检查并说明其目的。

3. 学生归纳总结病例特点，作出完整的诊断。

4. 结合患者的具体实际，带教教师以提问的方式小结。

【病史采集要点】

1. 现病史

（1）发病情况：是缓或急。

（2）发病的原因或诱因。

（3）主要症状。

（4）伴随症状。

（5）病情演变。

（6）诊疗情况，在何处就诊过？做过何种检查？用何药物及疗效如何？

（7）一般情况：精神、体力、饮食、大小便如何？

2. 其他相关病史

（1）有无药物过敏史。

（2）既往史（如高心病、结核病、肝硬化、血液系统疾病和致全身出血倾向的其他疾病等）。

（3）个人史：吸烟史、职业史。

【知识精要】

1. 概述　鼻出血又称鼻衄。鼻出血多位于鼻腔前段血管丰富的区域，称作利特尔区的部位，部分老年人出血可以在鼻腔后段。

2. 病因　原因复杂，大致可分为两类：

（1）局部原因

1）外伤或挖鼻。

2）气压性损伤。

3）鼻中隔偏曲或穿孔。

4）炎症：①非特异性炎症：如萎缩性鼻炎、干燥性鼻炎、急性鼻炎、急性上颌窦炎等；②特异性感染：如鼻白喉、鼻结核、鼻梅毒等。

5）肿瘤。

6）其他：鼻腔异物、鼻腔水蛭，可引起反复大量出血。在高原地区，干燥性鼻炎为地区性鼻出血的重要原因。

（2）全身原因

1）血液疾病。

2）急性传染病。

3）心血管疾病。

4）维生素缺乏。

5）化学药品及药物中毒。

6）内分泌失调。

7）其他：如遗传性出血性毛细血管扩张症，肝、肾慢性疾病以及风湿热等，也可伴发鼻出血。

3. 临床表现

（1）大部分为单侧鼻腔出血，双侧者较少见。

（2）如出血部位在鼻腔前段，血液多从前鼻孔流出；鼻腔后段出血，常迅速流入咽部，从口吐出。

（3）青少年、儿童的鼻出血多位于鼻腔前端，老年人以后鼻孔出血多见。

4. 诊断程序及要点

（1）是否为鼻出血。

（2）判断出血来自静脉或动脉。

（3）判断出血部位及初步判断原因。

（4）血压测定，循环系统评估。

（5）出血和凝血机能分析。

（6）部分病例加作头颅、鼻、鼻窦的X线摄片检查，必要时采用断层摄影、CT扫描、磁共振检查或血管造影检查。

（7）排除潜在的全身疾病。

5. 鉴别诊断

（1）鼻出血与呕血、咯血鉴别诊断。

（2）鼻出血病因鉴别诊断。

6. 治疗

（1）治疗原则

1）遵循"急者治标，缓者治本"的原则，尽量查明病因，以便标本兼治，预防再次复发。

2）对于活动性鼻出血首先紧急止血，并对症治疗，如抗休克和局部有效止血等，待病情稳定后，再进行病因治疗；而对于非活动性鼻出血（静止期），则应着重病因治疗。

（2）治疗措施

1）局部止血：点状出血可采用硝酸银烧灼、冷冻、激光、电灼等方法；广泛出血或出血部位不明确出血较为剧烈时压迫止血为广泛采用的有效手段。分为前鼻孔填塞和前后鼻孔联合填塞。填塞材料有凡士林纱条、明胶海绵、高分子膨胀止血海绵等。封闭、血管结扎术及DSA血管栓塞等均是有效的止血方法。特别是鼻内镜下检查出血部位，针对出血部位止血可减少病人填塞痛苦，达到微创止血的效果。

2）全身治疗：①输血与输液，补充电解质；②止血药物的使用；③相关疾病的病因治疗。

附：鼻出血处理流程（图3-1）。

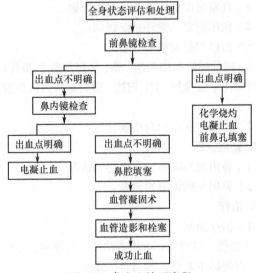

图3-1　鼻出血处理流程

【复习思考题】

1. 简答题 为什么鼻疖不能挤压？

2. 病例分析 某女，65岁，因反复鼻出血3天，再发加重伴头昏1小时入院。

（1）请围绕主诉采集相关病史。

（2）需进一步行哪些必要的检查？请制订治疗方案。

笔记栏

（石大志　邹上初）

见习四（1）　慢性鼻-鼻窦炎

【见习要求】　掌握慢性鼻-鼻窦炎各亚型的临床表现、诊断、治疗原则。

【见习时数】　2学时。

【见习准备】

1. 典型患者各1名。

2. 典型患者鼻窦CT片、电子鼻咽镜或鼻内镜图像。

【见习过程】

1. 讲授病史采集、体格检查要点，学生分组进病房采集病史，并做体格检查。

2. 学生回示教室汇报病历摘要、阳性体征，提出必要的辅助检查并说明其目的；带教教师展示典型鼻腔鼻窦 CT，提高学生阅片水平，结合电子鼻咽镜或鼻内镜图像，掌握慢性鼻-鼻窦炎分类标准；示范鼻腔鼻窦冲洗。观看功能性鼻内镜鼻窦手术（FESS）录像。

3. 学生归纳总结病例特点，作出正确的诊断（根据 CPOS—2012 标准），并说明诊断依据。

4. 结合患者的具体实际，带教教师以提问的方式小结。

【病史采集要点】

1. 现病史

（1）发病情况：发病时间（大于 12 周）？

（2）发病的原因或诱因：是否冬春季节或天气寒冷？是否上呼吸道感染？

（3）主要症状：鼻塞，黏脓涕；次要症状：头痛、嗅觉减退或消失。

（4）伴随症状：耳鸣、哮喘。

（5）诊疗情况：在何处就诊治过？做过何种检查及何种治疗？用何药物及疗效如何？

（6）一般情况：精神、体力、饮食、大小便如何？

2. 其他相关病史

（1）有无药物过敏史。

（2）既往史。

（3）个人史：吸烟史、职业史。

【知识精要】

1. 概述　慢性鼻-鼻窦炎按照欧洲鼻-鼻窦炎和鼻息肉临床指南（EPOS—2012）以及中国慢性鼻窦炎（CPOS—2012）的分类方法，慢性鼻-鼻窦炎分为慢性鼻-鼻窦炎不伴有鼻息肉和慢性鼻-鼻窦炎伴鼻息肉两种亚型。两者的共同点是均有慢性鼻-鼻窦炎，不同点在于前型无鼻息肉，后者并存鼻息肉。

2. 临床表现

（1）症状

1）黏脓涕。

2）鼻塞。

3）头面闷胀沉重感。

4）嗅觉减退或丧失

5）其他：牙源性上颌窦炎时常伴患侧上列牙痛。由于脓涕流入咽部和长期用口呼吸，常伴有痰多、异物感或咽干痛等慢性咽炎症状。影响咽鼓管可有耳鸣、耳聋等症状，需要强调的是慢性鼻-鼻窦炎伴有鼻息肉的症状表现多更为严重。

（2）体征

1）鼻腔前鼻镜检查

A. 鼻黏膜慢性充血、肿胀或肥厚，中鼻甲肥大或息肉样变，中鼻道、嗅裂可见脓性分泌物或有荔枝肉状新生物。

B. 前组鼻窦炎：脓液位于中鼻道。上颌窦炎时脓液一般在中鼻道后下段，并可沿下鼻甲表面下流而积蓄于鼻底和下鼻道；额窦炎时脓液多自中鼻道前段下流。

C. 后组鼻窦炎：脓液位于嗅裂，或下流积蓄于鼻腔后段或流入鼻咽部。

D. 怀疑鼻窦炎但未见鼻道有脓液时，可用1%麻黄素收缩鼻黏膜并作体位引流后，再做上述检查以助诊断。

2）鼻内镜检查：对上述各种病变及其部位可清楚、准确的作出判断，并可发现前鼻镜不能窥视到的其他病变。

3）口腔和咽部检查：①牙源性上颌窦炎：同侧上列第1、2磨牙或第2双尖牙可能存在病变；②后组鼻窦炎：咽后壁可能见到脓液或干痂附着。

3. 辅助检查 影像学检查是重要诊断手段。

（1）鼻窦 X 线平片和断层片：可显示窦腔大小、形态以及窦内黏膜不同程度增厚、窦腔密度增高、液平面或息肉阴影等。

（2）鼻窦 CT：非诊断必要条件，但是诊断鼻窦炎最直接和准确的方法，还可根据某些特征对鼻窦炎性质进行确定，如真菌性鼻窦炎中钙化斑。

（3）鼻窦 MRI 检查：能准确地观察鼻窦内软组织占位性病变的范围、程度及与周围软组织的关系，且能反映窦腔中黏液的成分、性质，更好地为鉴别诊断提供依据，未来必将在鼻窦炎诊断中发挥更重要的作用。

4. 诊断要点 结合病史、临床表现和影像学检查资料即可诊断，根据视觉模拟量表（VAS）评估严重程度，并注意慢性鼻-鼻窦炎伴鼻息肉是否并发或伴随支气管哮喘和分泌性中耳炎。

5. 治疗 两者治疗原则大致相同即改善、重建鼻腔鼻窦通气引流，控制感染，改善呼吸，治疗伴发疾病，预防并发症。

（1）药物治疗。

（2）鼻腔鼻窦冲洗。

（3）手术治疗

1）应在正规的保守治疗无效后方可采用。

2）原则：解除鼻腔鼻窦机械阻塞、重建结构、通畅鼻窦通气和引流，黏膜保留。

3）多采用功能性鼻内镜鼻窦手术（FESS）。目的是通过手术纠正鼻-鼻窦解剖学异常，清除不可逆病变，改善鼻窦的通气和引流，为药物治疗与黏膜形态和功能的改善创造条件，FESS 克服了传统鼻窦手术方式的缺点，使临床治愈率提高到 80%～90%。

见习四（2） 鼻 息 肉

【见习要求】

1. 了解鼻息肉的病因、临床表现、鉴别诊断及其治疗，鼻息肉病的概念。

2. 了解鼻内镜手术的概念、适应范围、并发症，鼻道窦口复合体的解剖。

【见习时数】 2学时。

【见习准备】 典型患者。

【见习过程】

1. 讲授病史采集、体格检查要点，学生分组进病房采集病史，并做体格检查。

2. 学生回示教室汇报病历摘要、阳性体征，提出必要的辅助检查并说明其目的。

3. 学生归纳总结病例特点，作出完整的诊断，并说明诊断依据。

4. 结合患者的具体实际，带教教师以提问的方式小结。

【病史采集要点】

1. 现病史

（1）发病情况：发病时间？

（2）发病的原因或诱因：是否冬春季节或天气寒

冷？是否上呼吸道感染？

（3）主要症状：鼻塞，多脓涕、头痛、嗅觉减退或消失。

（4）伴随症状：是否伴分泌性中耳炎、支气管哮喘。

（5）诊疗情况：在何处就诊过？做过何种检查何种治疗？用何药物及疗效如何？

（6）一般情况：精神、体力、饮食、大小便如何？

2. 其他相关病史

（1）有无药物过敏史。

（2）既往史。

（3）个人史：吸烟史、职业史。

【知识精要】

1. 概述　鼻息肉好发于双侧鼻腔，单侧较少。发生于上颌窦的息肉可经自然孔发展到后鼻孔成后鼻孔息肉。

2. 临床表现

（1）症状

1）持续性鼻塞，嗅觉减退。

2）闭塞性鼻音，睡眠打鼾和张口呼吸。

3）伴有流涕，头痛、耳鸣、耳闷和听力减退等。

（2）检查

1）前鼻镜检查见鼻腔内肿物：①荔枝肉状半透明肿物，表面光滑、灰白色、淡黄色或淡红色；②一个（单发型，只有一根蒂）或多个（多发型，根基较广）；③触之柔软，不痛，不易出血；④多次手术复发者质地柔韧，基底宽，不易移动。

2）后鼻孔息肉有时通过前鼻孔不易看到，检查时须先将鼻黏膜加以收缩，并行后鼻镜检查。鼻内窥镜检查及鼻腔鼻窦影像学检查，明确病变的部位和范围，指导手术。

3. 诊断要点

（1）持续性鼻塞，黏脓涕，嗅觉减退，闭塞性鼻音。

（2）严重者可有外鼻畸形（蛙鼻）。

（3）鼻腔内有单发或多发的灰白色半透明，触之柔软、不易出血、可活动、无痛之新生物。

4. 鉴别诊断

（1）鼻中隔黏膜肥厚或中鼻甲肥大。

（2）鼻腔内翻性乳头状瘤。

（3）鼻咽纤维血管瘤。

（4）鼻腔恶性肿瘤。

（5）鼻腔脑膜脑膨出。

5. 治疗　　发病与多因素有关且易复发，故应采用以手术为主的综合治疗。

（1）药物治疗：糖皮质激素、大环内酯类药物及抗白三烯药。

（2）手术治疗：是治疗鼻息肉主要方法，鼻塞明显、内科治疗无效或多发性息肉患者，可鼻内镜手术摘除同时行鼻窦开放术。

【复习思考题】

病例分析　　患者，男，29 岁。余略。

主诉：双侧间断性头痛，鼻塞 10 年余，加重 1 年。

现病史：患者 10 年前感冒后出现头痛，性质为深部钝痛，伴有双侧间歇性鼻塞，流脓涕等症状，在当地医院就诊，诊为"慢性鼻-鼻窦炎"，经抗生素，类固醇激素等药物治疗，并行 3 次上颌窦穿刺，每次均可冲洗出脓液，症状可短暂缓解。患者近一年来头痛，鼻塞加重，伴流黄脓涕，头昏，嗅觉下降，无涕中带血、视力改变病史。为求进一步治疗，今来我院就诊，以"慢性鼻-

鼻窦炎伴鼻息肉"收入院。自发病以来患者睡眠，饮食好，二便正常。

问题：

（1）诊断及诊断依据。

（2）鉴别诊断。

（3）进一步检查。

（4）治疗原则。

笔记栏

（邹上初　石大志）

见习五（1）　鼻腔-鼻窦囊肿

【见习要求】　掌握鼻前庭囊肿、鼻窦囊肿的临床表现、诊断依据和治疗原则。

【见习时数】　1学时。

【见习准备】

1. 典型患者。

2. 典型鼻前庭囊肿、鼻窦囊肿CT片。

【见习过程】

1. 讲授病史采集、体格检查要点，学生分组进病房采集病史，并做体格检查。

2. 学生回示教室汇报病历摘要、阳性体征，提出必要的辅助检查并说明其目的；带教教师结合 CT 片讲解上述疾病的特点。对上颌窦囊肿患者可示范穿刺。

3 学生归纳总结病例特点，作出完整的诊断，并说明诊断依据。

4. 结合患者的具体实际，带教教师以提问的方式小结。

【病史采集要点】

1. 现病史

（1）发病情况：起病缓急、发病时间。

（2）发病的原因或诱因。

（3）主要症状

1）是否有鼻塞，有无局部疼痛；是否一侧鼻翼下方渐渐隆起；是否鼻唇沟消失。

2）面颊部是否隆起畸形，有无鼻腔堵塞，鼻溢液，眼球向上移位，视力障碍等。

（4）伴随症状。

（5）诊疗情况：在何处就诊过？做过何种检查？用何药物及疗效如何？

（6）一般情况：精神、体力、饮食、大小便如何？

2. 其他相关病史

（1）有无药物过敏史。

（2）既往史。

（3）个人史：吸烟史、职业史。

【知识精要】

1. 概述　鼻前庭囊肿发生于鼻前庭底部皮下，梨状孔的前外方，上颌骨牙槽突浅面软组织内的囊性肿块。鼻窦囊肿分为黏液囊肿、黏膜囊肿。

上颌窦牙源性囊肿指上列牙发育障碍或病变形成并突入到上颌窦内形成的囊肿。包括含牙囊肿和根尖周囊肿两种。

2. 临床表现

（1）鼻前庭囊肿

1）症状：①本病常见于 30～50 岁的中年女性；②可有鼻塞，遇感染时局部疼痛；③一侧鼻翼下方渐渐隆起；④使鼻底前方黏膜呈淡黄色，大者鼻前庭部明显突起，鼻唇沟消失。

2）体征：①一侧鼻翼下方隆起：鼻翼附着处、口腔前庭近梨状孔外侧部、上唇上部均见隆起；②穿刺（抽出黄色黏液）后隆起消失，但较快又复发。

（2）鼻窦黏液囊肿：多发于筛窦，因增长缓慢，早期可无任何症状；若鼻窦骨壁有破坏，则迅速发展，不同方向的扩展引起相应的临床症状。

（3）鼻窦黏膜囊肿：多发于上颌窦，常无症状，长大到一定程度自然破裂囊液经窦口流出。

（4）上颌窦牙源性囊肿：早期囊肿体积小时无症状；当囊肿扩大时即产生面颊部隆起畸形，鼻腔堵塞，眼球向上移位，视力障碍等。

3. 诊断　根据病史，X 片、CT 较为容易诊断。

（1）鼻前庭囊肿

1）一侧鼻塞、局部发胀。

2）鼻前庭底部或鼻翼附着处半圆形膨隆，触之皮下光滑、乒乓球样感觉。

3）局部穿刺出淡黄色透明液体，感染时变脓性。

4）X 线摄片及 CT 检查显示梨状孔底部处侧均匀圆形阴影。

（2）鼻窦囊肿

1）鼻窦体表膨隆，触之皮下光滑、乒乓球样感觉。

2）眼痛、复视、溢泪、眼球移位。

3）鼻腔外侧壁向中线移位。

4）鼻窦穿刺抽出黏液或黏脓液。

5）X线摄片见黏液囊肿鼻窦腔扩大，窦壁变薄或消失、囊肿阴影边缘光滑、密度均匀。黏膜囊肿在上颌窦内有局限性边界清晰的半圆形阴影。

（3）上颌窦牙源性囊肿

1）含牙囊肿：①常有一牙缺如，多为尖牙、双尖牙或切牙，生长缓慢；②在面颊隆起处触诊有按捺乒乓球感，穿刺可抽出黏液；③X线拍片或CT检查发现窦腔扩大，囊肿阴影内含有牙影，即可明确诊断。

2）根尖周囊肿：①面颊隆起；②鼻窦X线拍片或CT检查显示牙根骨质吸收和囊影。

4. 治疗

（1）治疗原则

1）鼻前庭囊肿：①经口前庭唇龈沟进路横切口，剥离囊肿；②鼻内镜下鼻内囊肿揭盖术，创伤较少，操作方便，目前应用较多。

2）黏液囊肿：经鼻内或鼻外径路摘除囊肿，引流口要通畅，目前首选鼻内镜鼻内进路手术。

3）黏膜囊肿一般不须手术，如症状明显、反复发作，可行上颌窦根治径路手术切除或者鼻内镜鼻内进路手术。

4）含牙囊肿采用上颌窦清理术，切除囊肿保留上颌窦黏膜。牙根囊肿则切除囊肿并处理病牙。

（2）治疗措施

1）以手术切除囊肿，建立通畅引流。

2）牙源性囊肿去除病牙。

3）手术前后可选用抗生素和其他辅助药物控制感染。

笔记栏

见习五（2）　真菌性鼻-鼻窦炎

【见习要求】　掌握真菌性鼻-鼻窦炎各型的临床表现特征、诊断方法和处理原则。

【见习时数】　1.5 学时。

【见习准备】

1. 典型患者。

2. 典型真菌性鼻-鼻窦炎的 CT 片。

【见习过程】

1. 讲授病史采集、体格检查要点，学生分组进病房采集病史，并做体格检查。

2. 学生回示教室汇报病历摘要、阳性体征，提出必要的辅助检查并说明其目的；带教教师结合 CT 讲解上述疾病的特点。

3. 学生归纳总结病例特点，作出完整的诊断，并说明诊断依据。

4. 结合患者的具体实际，带教教师以提问的方式小结。

【病史采集要点】

1. 现病史

（1）发病情况：起病缓急、发病时间。

（2）发病的原因或诱因：是否长期使用抗生素、糖皮质激素、免疫抑制剂、化疗、放疗、糖尿病、严重贫血、烧伤等使机体抵抗力下降后发病。

（3）主要症状

1）是否有发热，眶部肿胀，面部疼痛及肿胀。

2）是否嗜睡，头痛，视力下降。

3）是否鼻塞，流脓涕。鼻涕中有无带血、污秽样的碎痂块或干酪样物。

（4）伴随症状。

（5）诊疗情况：在何处就诊过？做过何种检查？用何药物及疗效如何？

（6）一般情况：精神、体力、饮食、大小便如何？

2. 其他相关病史

（1）有无药物过敏史。

（2）既往史

1）有无长期使用抗生素、糖皮质激素、免疫抑制剂、化疗、放疗、糖尿病、严重贫血、烧伤等病史。

2）有无鼻中隔偏曲、鼻息肉、感染性或过敏性鼻炎、鼻窦炎等疾病。

（3）个人史：吸烟史、职业史。

【知识精要】 真菌性鼻-鼻窦炎

1. 概念 真菌性鼻-鼻窦炎是指真菌感染于鼻腔和鼻窦所致的疾病。

2. 临床表现

（1）急性侵袭性

1）症状：①病程较短，发展较快，有多个鼻窦受累；②早期症状有发热，眶部肿胀，面部疼痛及肿胀；③随着病变进展出现嗜睡，头痛，视力下降。

2）体征：①面部肿胀：较早、较特异；②可有视力下降。

3）前鼻镜检查：①早期鼻黏膜缺血呈浅白色，晚期可见鼻甲和鼻中隔结痂及黑色坏死；②鼻腔内有粒状的血性涕；③黑色坏死区可见于面部及软、硬腭，形成鼻中隔及腭部的穿孔。

4）影像学检查：CT扫描对于诊断，估计病变范围和患者对治疗的反应有较大帮助。可见黏膜增厚或鼻窦窦腔不均匀混浊。

（2）慢性侵袭性

1）症状：①进展缓慢；②鼻塞，流脓涕及头痛等慢性鼻窦炎的症状；③可有鼻涕带血，污秽样的碎痂块或干酪样物。

2）体征：鼻腔有病灶时，在鼻腔或鼻道内见到灰褐色，黄褐色干酪样团块。

3）鼻内镜检查：更易在鼻道和窦腔内发现病灶。

4）影像学检查：鼻窦X线摄片或CT可见病变窦腔密度增高且不均匀，并可有局部的骨质破坏。

（3）真菌球

1）症状：病程缓慢，症状轻微，可有病变侧鼻塞和脓涕。

2）影像学检查：鼻窦X线摄片或CT显示病变鼻窦密度增高，有时可有轻度骨质破坏，如上颌窦窦口扩大或部分内侧壁破坏。

（4）变应性真菌性鼻-鼻窦炎

1）症状：①多见于青年人，常伴有鼻息肉、支气管哮喘和多种变应原皮肤试验阳性反应；②常见临床症状有鼻塞，鼻涕增多和鼻涕倒流。

2）体征：少数患者可有眼球突出，复视和视力下降。

3）鼻内镜检查：可见典型的黏稠的绿色或棕色黏液和鼻息肉。

4）影像学检查：X 线摄片或 CT 显示多个鼻窦或全鼻窦受累，窦腔模糊不均匀，病变中央呈高密度影，无骨质破坏。

3. 诊断要点

（1）临床表现：凡遇到鼻分泌物或上颌窦冲洗液为脓性而带有暗红色血液，或含有灰色或红褐色干酪样物时，或怀疑恶性肿瘤而病理学检查不能证实者，应想到真菌性鼻-鼻窦炎。

（2）鼻窦骨质破坏证据：X 线拍片或 CT 显示窦腔密度不均匀。

（3）病变部位找到真菌：是诊断的关键。以下 3 项有 1 项得到证实均可确立诊断：①取黏液性分泌物作涂片检查；②取黏液性分泌物作真菌培养：用 Sabouraud 培养基培养 1~2 日，可见曲霉菌的菌丝生长，在光学显微镜下鉴定有隔的分叉形菌丝；③取病变组织行病理组织学检查：可见小动脉有血栓形成，黏膜表面有曲霉菌丝。

4. 鉴别诊断

（1）萎缩性鼻炎。

（2）骨髓炎。

（3）恶性肿瘤。

（4）恶性肉芽肿。

5. 治疗

（1）本病的治疗以手术为主。

（2）对于非侵袭型及曲霉菌瘤型手术是首选的治疗方法，经鼻内镜手术或经上颌窦根治径路清理鼻窦，目前临床多采用经鼻内镜手术，去除鼻窦和鼻腔内病变组织和分泌物，保证充分通气和引流即可痊愈。

（3）侵袭型者，手术范围应广泛，同时全身应用抗真菌药，如二性霉素 B、克霉唑、制霉菌素及 5-氟尿嘧啶等。

（4）变态反应型真菌性鼻-鼻窦炎鼻窦受累亦应以手术治疗及术后糖皮质激素治疗。

（5）在治疗期间须停用抗生素和免疫抑制剂，注意改善全身营养状况。

见习五（3） 鼻-前颅底恶性肿瘤

【见习要求】 掌握鼻腔和鼻窦与前颅底、眼眶解剖的密切关系和临床表现、相互影响。鼻-前颅底肿瘤发病情况，手术进路的方式，诊断鼻-前颅底恶性肿瘤的 TNM 分期。

【见习时数】 1.5 学时。

【见习准备】

1. 典型患者。

2. 典型鼻-前颅底恶性肿瘤的 CT 片。

【见习过程】

1. 讲授病史采集、体格检查要点，学生分组进病房采集病史，并做体格检查。

2. 学生回示教室汇报病历摘要、阳性体征，提出必要的辅助检查并说明其目的；带教教师结合 CT 讲解上述疾病的特点。

3. 学生归纳总结病例特点，作出完整的诊断，并说明诊断依据。

4. 结合患者的具体实际，带教教师以提问的方式小结。

【病史采集要点】

1. 现病史

（1）发病情况：起病缓急、发病时间。

（2）发病的原因或诱因。

（3）主要症状

1）有无鼻塞，如有发生在哪一侧鼻腔，间歇性或持续性。

2）有无经常鼻出血或黏脓鼻涕带血。

3）有无头胀、头痛（性质、程度）、嗅觉减退或丧失。

4）有无面颊部疼痛和麻木。

5）有无磨牙疼痛和松动。

6）有无眼球移位、突眼。有无复视。

7）有无上睑下垂、内眦处包块；如有，有无压痛。

8）有无颌下或同侧颈上部淋巴结肿大。

（4）伴随症状：是否恶病质。

（5）诊疗情况：在何处就诊过？做过何种检查？用何药物及疗效如何？

（6）一般情况：精神、体力、饮食、大小便如何？

2. 其他相关病史

（1）有无药物过敏史。

（2）既往史。

（3）个人史：吸烟史、职业史。

【知识精要】

1. 临床表现

（1）鼻腔恶性肿瘤

1）早期表现：①单侧进行性鼻塞；②经常鼻出血或黏脓鼻涕带血；③可有头胀、头痛、嗅觉减退或丧失。

2）晚期表现：由于肿瘤侵入鼻窦、眼眶，表现为鼻窦恶性肿瘤的症状。

（2）鼻窦恶性肿瘤：症状随肿瘤原发部位和累及范围而异。

1）上颌窦恶性肿瘤：①脓血鼻涕；②面颊部疼痛和麻木，此症状对本病的早期诊断甚为重要；③鼻塞；④磨牙疼痛和松动。

上颌窦恶性肿瘤晚期破坏窦壁，可向邻近器官扩展引起下列症状：①面颊部隆起；②眼部症状；③硬腭下塌、牙槽变形；④侵入翼腭窝；⑤颅底扩展；⑥颈淋巴结转移。

2）筛窦恶性肿瘤：①早期肿瘤局限于筛房可无症状；②肿瘤侵袭鼻腔则出现单侧血涕、鼻塞、头痛和嗅觉障碍；③当肿瘤增长向各方向扩大时，最易侵犯纸样板进入眼眶，使眼球向外、前、下或上方移位，并有复视；后组筛窦肿瘤可侵入球后、眶尖，常致突眼，动眼神经瘫痪，上睑下垂；内眦处可出现包块，一般无压痛；④剧烈头痛：当肿瘤侵犯筛板累及硬脑膜或有颅内转移时出现；⑤淋巴结转移常在颌下或同侧颈上部。

3）额窦恶性肿瘤：①原发者极少见，早期多无症状；②局部症状：肿瘤发展后，可有鼻出血，局部肿痛、麻木感；③颅内扩展症状：当肿瘤向外下扩展时，可致前额部及眶上内缘隆起，眼球向下、外、前移位，出现突眼、复视。

4）蝶窦恶性肿瘤：少见，有原发性和转移性癌两种。断层 X 线拍片及 CT 有助于明确肿瘤来源和侵及范围。①早期：无症状；②晚期：出现单侧或双侧眼球移位、运动障碍和视力减退。

2. 诊断要点

（1）40 岁以上患者，症状又为一侧性、进行性者应仔细检查。

（2）前、后鼻镜检查：鼻腔中新生物常呈菜花状，基底广泛，表面常伴有溃疡及坏死组织，易出血。

（3）鼻腔及鼻内镜检查：①纤维鼻咽镜及鼻内镜检查观察肿瘤原发部位、大小、外形、鼻窦开口情况；②当疑有上颌窦、蝶窦、额窦恶性肿瘤时，可采用鼻内镜检查；③鼻内镜检查对筛窦仅能窥见其鼻内中鼻甲、中鼻道及嗅裂等部位的异常情况，但有助于诊断。

（4）活检及细胞涂片等检查：确诊有赖于活检报告。必要时须反复采取标本进行检查。对诊断特别困难而临床上确属可疑者，可行鼻窦探查术，术中结合冰冻切片检查来确诊。

（5）影像学检查：鼻部恶性肿瘤必需的检查方式，可显示肿瘤大小和侵犯范围，并有助于选择术式，也是随访有无复发的重要依据。通畅鼻部增强 CT 联合 MRI 检查。

3. 治疗

（1）治疗原则：手术完整切除+放疗+定期随访。

（2）化疗为辅助或姑息疗法。

（3）手术方式：柯-陆手术，鼻侧切开，上颌骨切除术（部分切除和扩大切除），内窥镜鼻窦手术等。

【复习思考题】

病例分析　患者，男，65 岁。

主诉：左侧鼻塞，流脓血涕伴面部麻木 1 个月。

现病史：患者 6 月前无明显诱因出现左侧鼻塞，持续性加重，近 1 月左鼻腔脓涕增多，且涕中带血，有臭味,同时有左侧面部肿胀和麻木。左侧眼有溢泪现象。右侧鼻腔通畅,无其他异常。自发病来无鼻痒,喷嚏等症状,无发热,无头面部疼痛及视力改变。无张口困难及咀嚼困难。无鼻部外伤史及鼻部手术史。发病后一般状况较好,食欲无下降,二便基本正常,睡眠好。鼻窦CT:左侧鼻腔上颌窦可见软组织密度影,鼻腔外侧壁骨质及上颌骨牙槽突骨质破坏,左侧上颌窦前壁骨质破坏,肿瘤组织突入面部皮下,界限不清,筛窦骨质破坏,密度增高。眶壁及筛板骨质完整。

问题:

(1)诊断及诊断依据。

(2)鉴别诊断。

(3)进一步检查。

(4)治疗原则。

笔记栏

（高国强　张先锋）

见习六（1）　急性扁桃体炎

【见习要求】

1. 掌握急性扁桃体炎的病因、病理分类、临床表现、并发症、诊断及治疗。

2. 熟悉急性扁桃体炎的鉴别诊断。

【见习时数】 1学时。

【见习准备】 典型患者。

【见习过程】

1. 讲授病史采集、体格检查要点，学生分组进病房采集病史，并做体格检查。

2. 学生回示教室汇报病历摘要、阳性体征，提出必要的辅助检查并说明其目的。

3. 学生归纳总结病例特点，作出完整的诊断，并说明诊断依据。

4. 结合患者的具体实际，带教教师以提问的方式小结。

【病史采集要点】

1. 现病史

（1）发病情况：缓慢或急骤起病？

（2）发病的原因或诱因：受凉、潮湿、过度劳累、烟酒过度、有害气体刺激？

（3）主要症状

1）全身症状：有无畏寒、高热、头痛、食欲下降、疲乏无力、周身不适、便秘等。小儿患者有无抽搐、呕吐及昏睡。

2）局部症状：有无咽痛及咽痛剧烈程度、是否放射（疼痛常放射至耳部）；有无吞咽困难；有无感到转头不便（下颌角淋巴结肿大所致）；有无呼吸困难（在幼儿尤其应注意）。

（4）伴随症状：耳痛？血尿？心悸？关节痛？

（5）诊疗情况：在何处就诊过？做过何种检查？用何药物及疗效如何？

（6）一般情况：精神、体力、饮食、大小便如何？

体重有何变化?

2. 其他相关病史

(1)有无药物过敏史。

(2)既往有无心肾疾病史(肾炎病史,心电图异常改变)。

(3)个人史:吸烟史、职业史、冶游史。

【知识要点】

1. 概述 急性扁桃体炎是腭扁桃体的一种非特异性急性炎症,常伴有一定程度的咽黏膜及咽淋巴组织急性炎症。常发生于儿童及青少年。乙型溶血性链球菌是最主要的致病菌,近年来,厌氧菌及革兰阴性杆菌感染呈上升趋势。

2. 临床表现

(1)症状

1)全身症状:多见于急性滤泡性及急性隐窝性扁桃体炎。起病急,可有畏寒、高热、头痛、食欲下降、疲乏无力、周身不适、便秘等。在小儿患者,可因高热引起抽搐、呕吐及昏睡。

2)局部症状:咽痛为其主要症状,咽痛剧烈,常放射至耳部,可有吞咽困难。下颌角淋巴结肿大可致转头不便。葡萄球菌感染者,扁桃体肿大常显著,可引起呼吸困难,在幼儿多见。

(2)体征:患者呈急性病变。咽部黏膜呈弥漫性充血,以扁桃体及两腭弓最为严重。腭扁桃体肿大,在其表面可见黄白色脓点或在隐窝口处有黄白色或灰白色点状豆渣样渗出物,可连成一片形似假膜,下颌角淋巴结常肿大。

3. 诊断要点

（1）临床表现。

（2）局部检查：咽部充血，扁桃体红肿，表面可有黄白色脓点，或融合成片，容易拭去。

（3）实验室检查：血常规常显示白细胞总数及中性粒细胞增高。

（4）并发症：感染较重的急性扁桃体炎，有并发风湿热、心肌炎及肾炎之可能，一般于急性炎症数周后发生。一般认为与链球菌所产生的Ⅲ型变态反应有关。

4. 鉴别诊断

（1）咽白喉。

（2）猩红热。

（3）单核细胞增多症性咽峡炎。

（4）樊尚咽峡炎。

（5）白血病性咽峡炎。

（6）粒细胞缺乏性咽峡炎。

5. 治疗

（1）一般疗法：①有传染性，患者应隔离；②卧床休息；③多饮水，进流质饮食，加强营养及疏通大便；④咽痛较剧或高热时，可口服退热药及镇痛药。

（2）抗生素应用为主要治疗方法：①首选青霉素，随后根据细菌培养及药敏试验调整用药；②可酌情使用糖皮质激素。

（3）局部治疗：常用复方硼砂溶液，口泰（复方氯己定含漱液）或1∶5000呋喃西林液漱口。

（4）中医中药：常用银翘柑橘汤或用清咽防腐汤。

（5）手术治疗：如多次反复发作，特别是已有并发症者，应在急性炎症消退后施行扁桃体切除术。

笔记栏

见习六（2）　慢性扁桃体炎

【见习要求】

1. 掌握慢性扁桃体炎的病因、病理分型、临床表现、诊断处理原则。

2. 熟悉慢性扁桃体炎的鉴别诊断，扁桃体手术方法及并发症。

【见习时数】　2 学时。

【见习准备】

1. 典型患者。

2. 典型病例的挂图，扁桃体剥离术的手术录像。

【见习过程】

1. 讲授病史采集、体格检查要点，学生分组进病房采集病史，并做体格检查。

2. 学生回示教室汇报病史、阳性体征，提出必要的辅助检查并说明其目的。

3. 学生归纳总结病例特点，作出完整的诊断，并说明诊断依据。

4. 观看手术录像。

5. 结合患者的具体实际，带教教师以提问的方式小结。

【病史采集要点】

1. 现病史

（1）发病情况：缓慢或急骤起病？

（2）发病的原因或诱因

1）有无急性扁桃体炎反复发作史。

2）病前是否患急性传染病（如猩红热、麻疹、流感、白喉等）。

3）有无鼻腔、鼻窦等邻近器官的感染。

（3）主要症状

1）有无反复咽痛，有无咽干、咽痒、咽异物感、刺激性咳嗽、口臭等症状。

2）有无呼吸、吞咽或言语共鸣的障碍。有无消化不良、头痛、乏力、低热等。

（4）伴随症状：有无心悸、腰酸腰痛、大小便改变及关节痛等。

（5）诊疗情况：既往多久发作一次？在何处就诊过？做过何种检查？用何药物及疗效如何？

（6）一般情况：精神、体力、饮食、大小便如何？体重有何变化？

2. 其他相关病史

（1）有无药物过敏史。

（2）既往史

1）急性扁桃体炎反复发作。

2）鼻腔有鼻窦感染。

3）其他相关病史有无心肾疾病史（风湿性心内膜炎，肾炎病史）。

（3）个人史：吸烟史、职业史。

【知识要点】

1. 概述　慢性扁桃体炎是扁桃体的慢性炎症，多由急性扁桃体炎反复发作或因隐窝引流不畅，而致扁桃体隐窝及其实质发生慢性炎症病变。也可发生于某些急性传染病之后。

2. 临床表现

（1）症状

1）常有急性发作病史，平时多无明显自觉症状。

2）咽内发干、发痒、异物感、刺激性咳嗽、口臭等。

3）如扁桃体过度肥大，可出现呼吸、吞咽或言语共鸣的障碍。

4）如隐窝脓栓被咽下，可出现消化不良、头痛、乏力、低热等。

（2）体征

1）扁桃体和腭舌弓呈慢性充血。

2）隐窝口可见黄、白色干酪样点状物（有时需用压舌板挤压腭舌弓才能自窝内排出）。

3）扁桃体大小不定。成人扁桃体多已缩小，但表面可见瘢痕，凹凸不平，与周围组织常有粘连。

4）患者下颌角淋巴结常肿大。

3. 诊断要点

（1）慢性扁桃体炎可无特殊症状，有时有咽部干燥、发痒、微痛、灼热及异物感。

（2）扁桃体过度肥大的患者可妨碍呼吸、吞咽和共鸣功能。

（3）检查时可见扁桃体表现凹凸不平，有瘢痕，挤压舌腭弓时有脓栓或脓液自扁桃体隐窝口溢出。扁桃体及舌腭弓均呈慢性充血状，有时可触下颌角淋巴结肥大。

4. 鉴别诊断

（1）扁桃体角化症。

（2）恶性肿瘤。

5. 治疗　扁桃体切除术是主要的治疗方法。

见习六（3）　扁桃体周围脓肿

【见习要求】　熟悉扁桃体周围脓肿的病因、临床表现、临床分型、诊断要点及处理原则。

【见习时数】　1学时。

【见习准备】　典型患者。

【见习过程】

1. 讲授病史采集、体格检查要点，学生分组进病房采集病史，并做体格检查。

2. 学生回示教室汇报病史、阳性体征，提出必要的辅助检查并说明其目的。

3. 学生归纳总结病例特点，作出完整的诊断，并说明诊断依据。

4. 结合患者的具体实际，带教教师以提问的方式小结。

【病史采集要点】

1. 现病史

（1）发病情况：缓慢或急骤起病？

（2）发病的原因或诱因：是否患有急性扁桃体炎或慢性扁桃体炎急性发作？

（3）主要症状：急性扁桃体炎发病 3～4 日后：

1）发热是否仍持续或又加重？

2）是否一侧咽痛加剧，吞咽时尤甚，甚至不敢吞咽？疼痛是否放射？

3）患者呈有无头倾向患侧，以手托患侧颈部？

4）有无唾液垂滴，语言含糊不清，饮水自鼻腔反流？

5）有无张口困难？

（4）伴随症状：发热？纳差（食欲缺乏）？便秘？

（5）诊疗情况：在何处就诊过？做过何种检查？用何药物及疗效如何？

（6）一般情况：精神、体力、饮食、大小便如何？体重有何变化？

2. 其他相关病史

（1）有无药物过敏史。

（2）既往有无心肾疾病史（肾炎病史，心电图异常改变）。

（3）个人史：吸烟史、职业史。

【知识要点】

1. 概念　扁桃体周围脓肿是扁桃体周围间隙内的化脓性炎症。早期为蜂窝织炎，称扁桃体周围炎，继之形成脓肿，称扁桃体周围脓肿。

2. 临床表现

（1）症状

1）于急性扁桃体炎发病 3～4 日后，发热仍持续或加重；一侧咽痛加剧，向同侧耳部或牙齿放射，吞咽时尤甚，甚至不敢吞咽。

2）急性病容，表情痛苦，头倾向患侧，唾液垂滴，语言含糊不清，似口中含物，饮水自鼻腔反流。

3）重症者张口困难。

4）患者以手托患侧颈部以减轻疼痛。

5）同侧下颌角淋巴结常肿大。

（2）体征

1）在早期周围炎时，可见一侧腭舌弓显着充血。

2）脓肿已形成时，局部明显隆起，甚至张口有障碍。

3）前上型：患侧软腭及悬雍垂红肿，向对侧偏斜，腭舌弓上方隆起，扁桃体被遮盖且被推向内下方。

4）后上型：患侧腭咽弓红肿呈圆柱状，扁桃体被推向前下方。

3. 诊断要点 通常根据下列几点可明确诊断：

（1）咽痛超过 4～5 日。

（2）局部隆起明显及剧烈咽痛。

（3）隆起处穿刺有脓即可确诊。

4. 鉴别诊断

（1）咽旁脓肿。

（2）智齿冠周炎。

（3）脓性颌下炎。

（4）扁桃体恶性肿瘤。

5. 治疗

（1）脓肿形成前的处理：按急性扁桃体炎处理，给予足量的抗生素控制感染，并给予输液及对症处理。若局部水肿严重，可加用适量的糖皮质激素。

（2）脓肿形成后的处理

1）穿刺抽脓。

2）切开排脓。

3）扁桃体切除术。

【复习思考题】

病例分析 患者，男，15 岁。

主诉：反复发热，咽痛伴吞咽痛 10 年，门诊以"慢性扁桃体炎"收入院。

现病史：患者于 10 年前开始反复咽痛，吞咽痛伴发热。曾多次在我院门诊诊断为"急性扁桃体炎"，经静脉点滴或口服抗生素后治愈。每年发作 4～5 次，末次发作时间是 1 月前。发病间期常有咽干不适感，有时有低热。患者发病以来，无吞咽和呼吸困难，无关节疼痛，进食顺利，大小便正常。咽部检查：鼻咽黏膜光滑，双侧咽鼓管咽口清晰，咽鼓管圆枕对称，咽隐窝无新生物。口咽黏膜慢性充血，双舌腭弓充血，双扁桃体 II 度肿大，表面可见瘢痕，凹凸不平，隐窝口处可见散在黄白色干酪样分泌物，用压舌板挤压舌腭弓可将其挤出。咽后壁淋巴滤泡增生。会厌谷及双侧梨状窝清晰无新生物。

要求做出以下分析：

（1）诊断及诊断依据。

（2）鉴别诊断。

（3）进一步检查。

（4）治疗原则。

（黄远见　张先锋）

见习七　鼻　咽　癌

【见习要求】　鼻咽癌是我国、尤其南方为高发肿瘤, 早期诊断困难, 通过见习对该病进一步认识, 熟悉该病的临床表现, 凡可疑病例应行鼻咽检查、活检, 达到对患者早诊断、早治疗的目的。

【见习时数】 4学时。

【见习准备】

1. 典型患者。

2. 典型鼻咽部 CT 或鼻咽部 MRI、电子鼻咽镜等检查设备。

【见习过程】

1. 讲授病史采集、体格检查要点, 学生分组进病房采集病史, 并做体格检查, 详细检查肿大的淋巴结, 了解颅神经的检查方法。

2. 学生回示教室汇报病历摘要、阳性体征, 提出必要的辅助检查并说明其目的; 示教电子鼻咽镜下鼻咽癌患者鼻咽部改变。

3. 学生归纳总结病例特点, 作出完整的诊断, 并说明诊断依据。

4. 结合患者的具体实际, 带教教师以提问的方式小结。

【病史采集要点】

1. 现病史

(1) 发病情况: 缓慢或急骤起病?

(2) 发病的原因或诱因: 是否吸烟? 是否冬春季节或天气寒冷? 是否上呼吸道感染?

(3) 主要症状

1) 鼻部症状: 有无回缩涕中带血或擤出涕中带血, 持续存在还是间歇出现? 有无鼻塞, 单侧还是双侧?

2) 耳部症状: 有无耳鸣、耳闭及听力下降? 单侧还是双侧?

3）有无颈部淋巴结肿大，是否进行性增大，是否活动，有无压痛，单侧还是双侧？

4）脑神经症状：是否头痛，面部麻木？有无眼球外展受限，上睑下垂等脑神经受累症状；有无软腭瘫痪、呛咳、声嘶、伸舌偏斜等症状。

5）远处转移症状：有无骨、肺、肝等部位转移癌相应表现。

（4）伴随症状：是否咯血、胸痛、发热？是否腹胀、纳差（食欲缺乏）、消瘦？

（5）病情演变：何时出现心肺功能不全的表现？

（6）诊疗情况：在何处就诊过？做过何种检查？用何药物及疗效如何？

（7）一般情况：精神、体力、饮食、大小便如何？体重有何变化？

2. 其他相关病史

（1）有无药物过敏史。

（2）个人史：吸烟史（品种、日吸烟量、烟龄），职业史。

（3）家族史：家族有无类似病史。

【知识精要】

1. 概述　鼻咽癌在我国发病率较高，以广东、福建、台湾、广西、湖南等地区更为多见。据国内统计，占全身恶性肿瘤的 12.4%～27.9%，占耳鼻咽喉科恶性肿瘤的 60%。发病年龄在 30～50 岁之间，男性多于女性。以鳞状细胞癌最为多见。

2. 病因　目前认为与遗传因素、病毒因素及环境因素等有关。

（1）遗传因素：鼻咽癌病人具有种族及家族聚集现象，如侨居国外的中国南方人后代保持着较高的鼻咽癌发病率，决定人类白细胞抗原（HLA）的某些遗传因素和鼻咽癌发生发展密切相关。

（2）EB 病毒：Old 等 1966 年首先从鼻咽癌病人血清中检测到 EB 病毒抗体，近年应用分子杂交及聚合酶链反应（PCR）技术检测证实鼻咽癌活检组织中有 EBV DNA 特异性病毒 mRNA 或基因产物表达，更证实 EB 病毒在鼻咽癌发展中的重要作用，目前 EB 病毒的研究已成为探索鼻咽癌病因学中的重要方面。

（3）环境因素：我国鼻咽癌高发区居民多有进食咸鱼、腊味等腌制食品习惯，这些食物中亚硝酸盐含量较高，动物诱癌实验发现亚硝胺类化合物可在大鼠诱发出鼻咽癌。鼻咽癌高发区的大米和水中微量元素镍含量较高，鼻咽癌病人头发中镍含量亦较高，动物实验证实镍可以促进亚硝胺诱发鼻咽癌。另外，缺乏维生素和性激素失调可以改变黏膜对致癌物的敏感性。

3. 临床表现

1）鼻部症状：早期可间歇出现回缩涕中带血或擤出涕中带血，往往不引起患者重视；瘤体不断增大可阻塞鼻孔引起鼻塞，开始为单侧，继而双侧。

2）耳部症状：肿瘤发生于咽隐窝者，早期即可压迫或阻塞咽鼓管咽口，出现患侧耳鸣、耳闭、听力下降及鼓室积液。临床易误诊为分泌性中耳炎。

3）颈部淋巴结肿大：常转移至颈淋巴结引起颈淋巴结肿大，为首发症状者占 60%。转移肿大的淋巴结为颈深部上群淋巴结，进行性增大，质硬，不活动，无压痛。始为单侧，继之发展为双侧。

4）脑神经症状：瘤体经患侧咽隐窝由破裂孔侵入颅内，常先侵犯Ⅴ、Ⅵ脑神经，进而累及Ⅱ、Ⅲ、Ⅳ脑神经而发生头痛，面部麻木，眼球外展受限，上睑下垂等脑神经受累症状；由于瘤体的直接侵犯或因转移淋巴结压迫均可引起Ⅸ、Ⅹ、Ⅺ、Ⅻ脑神经受损而出现软腭瘫痪、呛咳、声嘶、伸舌偏斜等症状。

4. 辅助检查要点

（1）间接鼻咽镜检查

1）鼻咽癌好发于鼻咽顶前壁及咽隐窝。

2）早期病变不典型，仅表现为黏膜充血、血管怒张或一侧咽隐窝较饱满，要特别重视，以免漏诊。

3）常表现为肉芽肿样或小结节状隆起，表面粗糙不平，易出血；有时表现为黏膜下隆起，表面光滑。

（2）鼻内镜检查、电子纤维鼻咽镜或纤维鼻咽镜：有利于发现早期微小病变。

（3）影像学检查：CT 和 MRI 检查有利于了解肿瘤侵犯的范围和颅底骨质破坏情况。

（4）EB 病毒血清学检查：是鼻咽癌诊断的辅助指标。

（5）活组织检查：病变处活检，可明确诊断。可能需要多次活检或切开黏膜活检。

5. 诊断要点

（1）详细询问病史非常重要。以下情况应考虑进一步检查：

1）患者出现不明原因的回吸性涕中带血、单侧鼻塞、耳鸣、耳闭、听力下降、头痛、复视。

2）患者出现不明原因的颈上深部淋巴结肿大。

（2）间接鼻咽镜、鼻内镜检查、电子纤维鼻咽镜或纤维鼻咽镜、EB 病毒血清学、影像学等检查有相应改变。

（3）对可疑患者立即行鼻咽部活检、颈淋巴结活检可明确诊断。

6. 治疗

（1）治疗原则：由于鼻咽癌大部分为低分化鳞癌，因此首选放疗，常用直线加速器高能放疗。放疗无效者手术治疗。

（2）治疗方法

1）放射治疗：为首选治疗。原则上采用面颈联合野即包括鼻咽腔、颅底咽旁间隙及上颈淋巴结，颈部照射有颈部切线野和颈部垂直侧野，对临床Ⅰ～Ⅲ期病人给予根治性放疗，对Ⅲ晚期和Ⅳ期病人给予高姑息治疗。

常采用钴-60（^{60}Co）或直线加速器高能放疗。鼻咽癌放疗后的局部复发与转移是主要死亡原因，目前5年生存率50%左右。近年来采用强调放疗技术及高线性能量传递放疗设备质子与光子混合照射，5年生存率与局控率高于常规放疗。

2）化疗：鼻咽癌化疗疗效不高，但可以采用同期放化疗以增强放疗敏感性，有效药物有顺铂、碳铂、5-氟脲嘧啶、紫杉醇、环磷酰胺等。

3）中医中药及免疫治疗：常在放疗期间配合使用，可提高放疗敏感性和减轻放疗并发症。

4）手术治疗：以下情况可采用手术治疗：①鼻咽癌放疗后3月仍有残灶或局部复发（或激光＋光敏剂治疗）；②放疗后仍有颈部残存转移灶，可手术切除残灶。

【复习思考题】

病例分析 患者，男，55岁。

主诉：涕中带血1月，左耳闷胀感，听力下降1周。

现病史：间断鼻涕中带血，痰中带血1个月，左耳堵塞，闷胀感伴听力下降1周。

PE：鼻咽部左侧咽隐窝处可见有菜花样肿物，压迫左咽管咽口。左耳鼓膜色蜡黄色，有毛发状线，鼻腔，口咽，下咽及喉未见异常。

要求做出以下分析：

（1）诊断及诊断依据。

（2）鉴别诊断。

（3）进一步检查。

（4）治疗原则。

（彭　华　石大志）

见习八　阻塞性睡眠呼吸暂停低通气综合征（OSAHS）

【见习要求】

1. 掌握 OSAHS 的概念、临床症状，OSAHS 的性质和程度。

2. 了解 OSAHS 的病因、病理生理、治疗原则。

【见习时数】　4 学时。

【见习准备】

1. 典型患者。

2. 腭咽成型术的手术录像。

【见习过程】

1. 讲授病史采集、体格检查要点，学生分组进病房采集病史，并做体格检查。

2. 学生回示教室汇报病历摘要、阳性体征，提出必要的辅助检查并说明其目的；带教教师讲授 OSAHS 病理生理。

3. 学生归纳总结病例特点，作出完整的诊断（包括对 OSAHS 严重程度作出分级及并发症诊断），并说明诊断依据。

4. 观看腭咽成形术的手术录像。

5. 结合患者的具体实际，带教教师以提问的方式小结。

【病史采集要点】

1. 现病史

（1）发病情况：起病时间？

（2）发病的原因或诱因：是否肥胖？是否上呼吸道感染？

（3）主要症状

1）是否有晨起头痛、倦怠、过度嗜睡、记忆力减退，注意力不集中，工作效率低，性格乖戾，行为怪异等。

2）是否有夜间不能安静入睡、躁动、多梦、张口呼吸、呼吸暂停、梦游、梦魇、遗尿、阳痿等。

3）是否有睡眠后高调鼾声。

4）是否并发有高血压、心律失常、心肺功能衰竭等。

（4）病情演变：何时出现心肺功能不全的表现？

（5）诊疗情况：在何处就诊过？做过何种检查？用何药物及疗效如何？

（6）一般情况：精神、体力、饮食、大小便如何？

2. 其他相关病史

（1）有无药物过敏史。

（2）既往有无心肺疾病史。

（3）个人史：吸烟史、职业史。

【知识精要】

1. 概述 阻塞性睡眠呼吸暂停低通气综合征（obstructive sleep apnea hypopnea syndrome，OSAHS）是指睡眠时上气道反复发生塌陷、阻塞引起的睡眠时呼吸暂停和通气不足，伴有打鼾、睡眠结构紊乱，频繁发生血氧饱和度下降、白天嗜睡等症状。OSAHS 可发生于任何年龄，但以中年肥胖男性发病率最高。OSAHS 作为多种心、脑血管疾病、内分泌系统疾病及咽喉部疾病的源头性疾病，已日益受到重视。睡眠呼吸暂停综合征是指每夜睡眠中呼吸暂停反复发作在 30 次以上，或睡眠呼吸暂停/低通气指数（apnea-hypopnea index，AHI，即平均每小时睡眠中的呼吸暂停＋低通气次数）大于或等于 5。

2. 病因 OSAHS 的病因尚不完全清楚，目前研究表明本病成因主要为下述三方面因素。

（1）上气道（upper airway）解剖结构异常导致气道不同程度的狭窄。

1）鼻腔及鼻咽部狭窄：包括所有能导致鼻腔及鼻咽部狭窄的因素，如鼻中隔偏曲、鼻息肉、鼻甲肥大、腺样体肥大等，其中鼻咽部狭窄在 OSAHS 发病中所占位置比较重要，鼻腔狭窄所占位置较为次要。

2）口咽腔狭窄：以悬雍垂末端为界又可将口咽腔分为上半部的腭咽腔即软腭与咽后壁之间的腔隙，和下半部的舌咽腔即舌根与咽后壁之间的腔隙。腭扁桃体肥大、软腭肥厚、咽侧壁肥厚、舌根肥厚、舌根后缩和舌根部淋巴组织增生，均可引起该部位狭窄。由于咽腔无支架，因此，口咽腔狭窄在 OSAHS 发病中占有最重要地位。

3）喉咽及喉腔狭窄：如婴儿型会厌、会厌组织塌陷、巨大声带息肉、喉肿物等。喉咽及喉腔狭窄也可为

OSAHS 发病的重要因素之一，但较为少见。

4）由于上、下颌骨发育障碍、畸形等导致的上气道骨性结构狭窄也是 OSAHS 的常见及重要病因。

（2）上气道扩张肌肌张力异常：主要表现为颏舌肌、咽壁肌肉及软腭肌肉张力异常。咽部肌肉张力随年龄增长而降低，但促使上气道扩张肌张力异常及过度下降的因素目前还不十分清楚。

（3）呼吸中枢调节功能异常：主要表现为睡眠中呼吸驱动力降低及对高 CO_2、高 H^+ 及低 O_2 的反应阈提高，此功能异常可为原发，也可继发于长期睡眠呼吸暂停而导致的睡眠低氧血症。

（4）某些全身因素及疾病也可通过影响上述三种因素而诱发本病，如肥胖、妊娠期、更年期、甲状腺功能低下、糖尿病等。另外，遗传因素可使 OSAHS 的发生概率增加 2～4 倍，饮酒、安眠药物等因素可加重 OSAHS 患者病情。

对某一患者个体而言，常存在三种因素的共同作用，但各因素所占比例不同，上气道结构异常常为患病基础，肌张力异常常在结构异常的基础上发生作用，呼吸中枢调节功能异常常继发于长时期的睡眠低氧血症，故病史越长、病情越重，此因素所占比例越大。

3. 临床表现

（1）症状

1）睡眠中打鼾，随年龄和体重的增加可逐渐加重，呈间歇性，有反复的呼吸停止现象，严重者夜间有时或经常憋醒，甚至不能平卧睡眠。

2）白天嗜睡，程度不一，轻者表现为轻度困倦、乏力，对工作生活无明显影响；重者在讲话过程中、驾驶时出现入睡现象；患者入睡快，睡眠时间延长，睡眠后不能解乏。

3）患者可有晨起后头痛、血压升高。

4）晨起后咽部明显干燥、异物感。

5）可有记忆力下降、注意力不集中。

6）部分重症患者出现性功能减退，夜尿次数明显增多，性格急躁。

7）合并并发症者可出现相应症状，如夜间心绞痛等。

8）儿童患者除上述表现外，还有遗尿、学习成绩下降、胸廓发育畸形、生长发育差等。

（2）体征

1）一般征象：较肥胖或明显肥胖、颈围较大，重症患者有明显嗜睡，在问诊过程中出现反复瞌睡；部分患者有明显的上、下颌骨发育不全。儿童患者一般发育较差，除颌面部发育异常外，还可见胸廓发育畸形。

2）上气道征象：口咽腔狭窄、扁桃体肥大、软腭组织肥厚、悬雍垂过长肥厚等。有些病人还可发现其他可引起上气道狭窄的因素，如鼻中隔偏曲、鼻息肉、腺样体肥大、舌扁桃体肥大、舌根肥厚等。

4. 检查要点

（1）多导睡眠监测：多导睡眠图（PSG）是诊断OSAHS的金标准，监测指标包括下述项目。

1）口鼻气流：监测呼吸状态，有无呼吸暂停及低通气。

2）血氧饱和度（SaO_2）：监测与呼吸暂停相关的血氧饱和度（SaO_2）变化，SaO_2是睡眠监测的重要指标。

3）胸腹呼吸运动：监测呼吸暂停时有无呼吸运动存在，据此判断中枢性呼吸暂停或阻塞性呼吸暂停。

4）脑电图、眼动电图和颏下肌群肌电图：判定患者睡眠状态、睡眠结构并计算睡眠有效率，即总睡眠时间与总监测记录时间的比值。

5）体位：测定患者睡眠时的体位及体位与呼吸暂停的关系。

6）胫前肌肌电图：用于鉴别不宁腿综合征，该综合征夜间反复规律的腿动可引起多次睡眠觉醒，导致嗜睡。

诊断标准：PSG 检查每夜 7h 睡眠过程中呼吸暂停及低通气反复发作 30 次以上，或睡眠呼吸暂停和低通气指数（AHI）≥5。OSAHS 病情程度以 5≤AHI<15 次/小时为轻度，15≤AHI<30 次/小时为中度，AHI≥30 次/小时为重度。低氧血症严重程度以睡眠最低血氧饱和度判定：0.85≤睡眠最低血氧饱和度<0.9 为轻度，0.65≤睡眠最低血氧饱和度<0.85 为中度，睡眠最低血氧饱和度<0.65 为重度。

（2）定位诊断及病因分析

可应用下述手段评估 OSAHS 上气道阻塞部位和分析可能的病因。

1）纤维鼻咽喉镜辅以 Müller's 检查法：可观察上气道各部位截面积、引起气道狭窄的结构性原因。Müller's 检查即嘱患者捏鼻、闭口，用力吸气，用以模拟上气道阻塞状态下咽腔塌陷情况。二者结合是评估上气道阻塞部位最为常用的手段。

2）上气道持续压力测定：即应用含有微型压力传感器的导管自鼻腔置入上气道内并达气管，该导管表面含多个压力传感器，分别位于鼻咽、舌根上口咽、舌根下口咽、喉咽、食管等部位，正常吸气时全部传感器均显示一致的负压变化，如气道某一部位发生阻塞，阻塞平面以上的传感器则无压力变化，据此可判定气道阻塞的部位，是目前认为最为准确的定位诊断方法。

（3）头颅 X 线测量：拍摄定位头颅侧位片，主要用于评估骨性气道狭窄。

（4）头颅 CT、MRI：可拍摄上气道各平面的三维结构，清晰并可计算截面积，多用于科研，临床应用较少。

5. 治疗　由于 OSAHS 患者多有白天嗜睡、注意力难以集中，故不宜从事驾驶、高空作业等有潜在危险的工作，以免发生意外。可分为手术治疗和非手术治疗两个方面。

（1）非手术治疗

1）调整睡眠姿势：尽量采用侧卧，可减少舌根后坠，减轻呼吸暂停症状。

2）药物治疗：对较轻的 OSAHS 患者，睡前服用抗忧郁药普罗替林 5～30mg 可能有效。

3）减肥。

4）鼻腔持续正压通气：是目前应用较为广泛并有效的方法之一。原理是通过一定压力的机械通气，保证 OSAHS 患者睡眠时呼吸道通畅，其工作压力范围为 4～20cmH$_2$O，对接受 CPAP 治疗的患者需要测定最低有效治疗压力并设定之，如果压力过低则达不到治疗目的，并且有可能发生危险，而压力过高则患者不易耐受。

5）口器治疗：即睡眠时佩戴特定口内装置，将下颌向前拉伸，借以使舌根前移，以扩大舌根后气道。主要适应用以舌根后气道阻塞为主、病情较轻的患者。长期佩戴有引起颞下颌关节综合征的危险。

（2）手术治疗：若病因明确，原则上应予以手术除去病因，如鼻息肉摘除，鼻中隔偏曲矫正，扁桃体、腺样体切除等。

1）悬雍垂腭咽成形术（uvulo palato pharyngo plasty，UPPP）或腭咽成形术（palato pharyngo plasty，PPP）：是近几年来常用的治疗 OSAHS 手术方法之一。视不同的患

者确定手术范围，采取单纯悬雍垂、软腭部分切除术，也可扩大到扁桃体、腭咽弓、腭舌弓、软腭与悬雍垂切除术。

2）激光手术：一般用 CO_2 激光刀沿软腭和悬雍垂边缘弧形切除，术后软腭和悬雍垂缩短，愈合后的瘢痕使软腭游离缘变得较为坚硬，减少振动，故可改善通气，减轻或消除鼾声。故对扁桃体肥大或严重 OSAHS 患者不宜采用。

3）气管切开术：对一些重症 OSAHS 患者，特别是某些心肺功能差、血氧饱和度低的患者，上述治疗不能奏效时，不失为一种有效的治疗方法。

【复习思考题】

病例分析　患者，男，42 岁。

主诉：患者睡眠时打鼾，出现夜间憋醒 5 年。

现病史：患者于 5 年前开始睡眠时打鼾，鼾声响亮，影响周围人休息，伴有夜间憋醒，逐渐加重；白天嗜睡，易犯困，精神不集中，记忆力下降。

要求做出以下分析：

（1）诊断及诊断依据。

（2）鉴别诊断。

（3）进一步检查。

（4）治疗原则。

笔记栏

（彭　华）

见习九（1） 急性会厌炎

【见习要求】 掌握急性会厌炎的临床特征、分类、诊断、鉴别诊断与治疗。

【见习时数】 2 学时。

【见习准备】

1. 典型患者。

2. 典型电子喉镜资料。

【见习过程】

1. 讲授病史采集、体格检查要点，学生分组进病房采集病史，并做体格检查。

2. 学生回示教室汇报病历摘要、阳性体征，提出必要的辅助检查并说明其目的。

3. 学生归纳总结病例特点，作出完整的诊断，并说明诊断依据。

4. 结合患者的具体实际，带教教师以提问的方式小结。

【病史采集要点】

1. 现病史

（1）发病情况：发病缓急？时间特点？

（2）发病的原因或诱因：是否有上呼吸道感染？是否接触潜在致敏或损伤物质？

（3）主要症状

1）询问畏寒、发热的情况。有无烦躁不安，精神萎靡不振，全身乏力。

2）有无咽喉疼痛，吞咽时疼痛是否加剧。有无呛咳、呕吐。

3）有无吞咽困难。

4）有无呼吸困难，窒息。有无发音异常。

5）有无昏厥、休克表现。

（4）伴随症状：是否咯血、胸痛？是否腹胀、纳差（食欲缺乏）？

（5）诊疗情况：在何处就诊过？做过何种检查？

（6）用过何药物及疗效如何？

（7）一般情况：精神、体力、饮食、大小便如何？体重有何变化？

2. 其他相关病史

（1）有无药物及食物等过敏史。

（2）既往史。

（3）个人史：吸烟史（品种、日吸烟量、烟龄），职业史。

【知识精要】

1. 概念 急性会厌炎是一起病突然、发展迅速、容易造成上呼吸道阻塞而危及生命的疾病，可分为急性感染性会厌炎和急性变态反应性会厌炎两类。

2. 临床表现 症状

（1）发病情况：起病急骤，常在夜间或服用致敏药物或食物后突然发生。病史很少超过 6～12h。

（2）畏寒、发热：急性感染性表现为成人在发病前可出现畏寒发热，多数患者体温在 37.5～39.5℃，少数可达 40℃以上。发热程度与致病菌的种类有关，如为混合感染，体温大多较高。高热患者烦躁不安，精神萎靡不振，全身乏力。幼儿饮水时呛咳、呕吐。

（3）咽喉疼痛：为急性感染性类型的主要症状，吞咽时疼痛加剧。

（4）吞咽困难：吞咽动作或食团直接刺激会厌，导致咽喉疼痛。

（5）呼吸困难：如病情继续恶化，可在 4～6h 内突然因喉部黏痰阻塞而发生窒息。患者虽有呼吸困难，但发音多正常。

（6）昏厥、休克：患者可在短时间内出现昏厥或休克，表现为呼吸困难、精神萎靡、体弱、四肢发冷、面色苍白、脉细速、血压下降等。

（7）急性变态反应性类型主要表现为喉咽部堵塞感和说话含糊不清，无畏寒发热、无疼痛或压痛。

3. 检查要点　首先注意患者的一般情况，有无畏寒发热、流涎、喉鸣及语言不清等症状，询问其发病情况，然后进行以下检查。

（1）喉外部检查：先观察颈部外形，再进行触诊。

（2）咽部检查：由于幼儿咽短、会厌位置较高，张大口时稍一恶心，约 30% 即可见红肿的会厌。压舌根检查时宜轻巧，尽量避免引起恶心，以免加重呼吸困难而发生窒息。切勿用力过猛，以免引起迷走神经反射发生心跳停止。卧位检查也可引起暂时窒息。

（3）间接喉镜检查：可见会厌舌面弥漫性充血肿胀，重者如球形，如有脓肿形成，常于会厌舌面的一侧肿胀发红，出现黄色脓点。室带、杓状突充血肿胀。由于会厌明显肿胀，使声带、声门无法看清，且不宜用直接喉镜检查。

（4）电子（或纤维）喉镜检查：一般可以看到会厌及杓状软骨，检查时应注意吸痰、给氧，并减少刺激。有条件者可行电子喉镜检查。最好在有能快速建立人工气道的条件下进行，以防意外。

（5）实验室检查：急性感染型表现为白细胞总数增加，常在（10～25）×10^9/L 之间，嗜中性粒细胞增多，有核左移现象；急性变态反应型白细胞总数正常或略低，嗜酸性粒细胞增多。

（6）影像学检查：必要时可行影像学检查，CT 和 MRI 可显示会厌等声门上结构肿胀，喉咽腔阴影缩小，界线清楚，喉前庭如漏斗状缩小，会厌谷闭塞。CT 和 MRI 检查还有助于识别脓腔。

4. 诊断

（1）诊断思路：对急性喉痛、吞咽时疼痛加重、喉咽部堵塞感，口咽部检查无特殊病变，或口咽部虽有炎症但不足以解释其症状者，应考虑到急性会厌炎，并做间接喉镜检查。明确诊断后，应行咽、会厌分泌物及血液细菌培养和药敏试验，指导使用抗生素。

（2）诊断依据：①咽喉疼痛或阻塞感，发冷发热，吞咽困难；②压舌根向下见高度红肿或水肿的会厌；③间接或直接喉镜下见会厌红肿、水肿有时有脓点或溃疡。

5. 鉴别诊断

（1）急性喉气管支气管炎。

（2）喉水肿。

（3）喉白喉。

（4）喉异物

（5）会厌囊肿

6. 治疗

（1）成人急性会厌炎较危险，治疗以抗感染、抗过敏及保持呼吸道通畅为原则。

（2）重者应急诊收入住院，床旁备置气管切开包。

（3）告知患者病情的严重性，密切监护下进行治疗。

（4）早期使用广谱抗生素和激素，静脉给药。

（5）会厌脓肿形成时，行会厌脓肿切开引流

（6）做好开放气道的准备，必要时紧急气管切开、环甲膜切开或穿刺。

（石大志　敬前程）

见习九（2）　小儿急性喉炎

【见习要求】　掌握小儿急性喉炎的临床特征、诊断、鉴别诊断与治疗。

【见习时数】　1学时。

【见习准备】

1. 典型患者。

2. 典型电子喉镜资料。

【见习过程】

1. 讲授病史采集、体格检查要点，学生分组进病房采集病史，并做体格检查。

2. 学生回示教室汇报病历摘要、阳性体征，提出必要的辅助检查并说明其目的。

3. 学生归纳总结病例特点，作出完整的诊断，并说明诊断依据。

4. 结合患者的具体实际，带教教师以提问的方式小结。

【病史采集要点】

1. 现病史

（1）发病情况：缓慢或急骤起病？

（2）发病的原因或诱因：是否有上呼吸道感染？是否有急性鼻、咽疾病？

（3）主要症状

1）有无发热、声嘶、咳嗽等，其特点如何。

2）有无哮吼，吸气性喘鸣。

3）有无吸气时四凹征，面色发绀或烦躁不安。

4）有无呼吸频率、节律变化。

5）有无昏迷，抽搐。

（4）伴随症状：是否咯血、胸痛、发热？是否腹胀、纳差、消瘦？

（5）诊疗情况：在何处就诊过？做过何种检查？

（6）用过何药物及疗效如何？

（7）一般情况：精神、体力、饮食、大小便如何？体重有何变化？

2. 其他相关病史

（1）有无药物过敏史。

（2）既往史。

（3）个人史：顺产亦或剖宫产，发育及喂养情况，预防接种情况。

【知识精要】

1. 概述 小儿急性喉炎，此病来势凶猛，变化快，症状险恶，主要危害是能引起小儿喉部痉挛或喉部梗阻，严重者可危及小儿生命。

2. 临床表现

（1）起病较急，多有发热、声嘶、咳嗽等。

（2）早期声嘶多不严重，以喉痉挛为主，表现为阵发性犬吠样咳嗽或呼吸困难，继之有黏稠痰液咳出。

（3）屡次发作后可能出现持续性喉阻塞症状，如哮吼性咳嗽，吸气性喘鸣。小儿也可突然发病，夜间骤然声哑、频繁咳嗽、咳声较钝、哮吼。

（4）严重者吸气时有四凹征，面色发绀或烦躁不安。呼吸变慢，约 10～15 次/min，晚期则呼吸浅快。如不及时治疗，进一步发展，可出现发绀、出汗、面色苍白、呼吸无力，甚至呼吸循环衰竭，昏迷，抽搐，死亡。

3. 检查要点

（1）直接喉镜检查：可见喉黏膜充血肿胀，以声门下区为重，致声门下区变窄。黏膜表面有时附有黏稠性分泌物。

（2）小儿不合作，不能行间接喉镜检查。

4. 诊断　根据其病史、发病季节及特有症状，如声嘶，喉喘鸣，犬吠样咳嗽声，吸气性呼吸困难，可初步诊断。对较大能配合的小儿可行间接喉镜检查。如有条件可行电子喉镜检查，观察清醒、自然状态下的喉黏膜和声带活动。血氧饱和度监测对诊断亦有帮助。

5. 鉴别诊断

（1）气管支气管异物。

（2）小儿喉痉挛。

（3）先天性喉部疾病。

6. 治疗

（1）治疗的关键是解除喉阻塞，及早使用有效、足量的抗生素以控制感染。同时给予糖皮质激素。

（2）给氧、解痉、化痰，保持呼吸道通畅。

（3）加强危重患者的监护及支持疗法，注意全身营养与水电解质平衡，保护心肺功能，避免发生急性心功能不全。

（4）安静休息，减少哭闹，降低耗氧量。

（5）重度喉阻塞或经药物治疗后喉阻塞症状未缓解者，应及时作气管切开术。

见习九（3） 声 带 息 肉

【见习要求】 掌握声带息肉的临床特征、诊断、鉴别诊断与治疗。

【见习时数】 1学时。

【见习准备】

1. 典型患者。

2. 典型电子喉镜资料。

【见习过程】

1. 讲授病史采集、体格检查要点，学生分组进病房采集病史，并做体格检查。

2. 学生回示教室汇报病历摘要、阳性体征，提出必要的辅助检查并说明其目的。

3. 学生归纳总结病例特点，作出完整的诊断，并说明诊断依据。

4. 结合患者的具体实际，带教教师以提问的方式小结。

【病史采集要点】

1. 现病史

（1）发病情况：缓慢或急骤起病？

（2）发病的原因或诱因：是否用声过度？是否上呼

吸道感染？

（3）主要症状

1）有无声嘶，音质变化及嘶哑程度如何。

2）有无完全失声，有无呼吸困难和喘鸣。

3）有无咳嗽。

（4）伴随症状：是否咯血、胸痛、发热？是否腹胀、纳差、消瘦？

（5）诊疗情况：在何处就诊过？做过何种检查？

（6）用过何药物及疗效如何？

（7）一般情况：精神、体力、饮食、大小便如何？体重有何变化？

2. 其他相关病史

（1）有无药物过敏史。

（2）既往史。

（3）个人史：吸烟史（品种、日吸烟量、烟龄），职业史。

【知识精要】

1. 概述　声带息肉，即在声带边缘黏膜组织长出不同程度大小的团块，而妨碍声带正常闭合、振动，出现声音异常者。

2. 临床表现

（1）声嘶：为主要表现。因声带息肉大小、形态和部位的不同，音质的变化、嘶哑的程度也不同。轻者为间歇性声嘶，发声易疲劳，音色粗糙，发高音困难，重者沙哑、甚至失声。

（2）咳嗽：息肉垂于声门下腔者常因刺激引起咳嗽。

（3）其他症状：息肉大小与发音的基频无关，与音质粗糙有关。声门的大小与基频有关。巨大的息肉位于两侧声带之间者，可完全失声，甚至可导致呼吸困难和喘鸣。

3. 检查要点 常在声带游离缘前中份见有表面光滑、半透明、带蒂如水滴状新生物。

有时在一侧或双侧声带游离缘见基底较宽的梭形息肉样变，亦有遍及整个声带呈弥漫性肿胀的息肉样变。息肉多呈灰白或淡红色，偶有紫红色，大小如绿豆、黄豆不等。声带息肉一般单侧多见，亦可两侧同时发生。少数病例一侧为息肉，对侧为小结。

悬垂于声门下腔的巨大息肉，状如紫色葡萄，突然堵塞声门可引起呼吸困难而端坐呼吸，紧嵌于声门时偶可窒息。其蒂常位于声带前连合。

带蒂的声带息肉可随呼吸气流上下活动，有时隐匿于声门下腔，检查时容易忽略。

4. 诊断 根据病史及检查，常易作出诊断。但肉眼难以鉴别声带小结和表皮样囊肿，常需手术切除后病理检查方可确诊，喉内高频超声可准确测试声带囊肿的大小。

5. 治疗

（1）以手术切除为主，辅以糖皮质激素及超声雾化等治疗。

（2）声门暴露良好的带蒂息肉，可在间接喉镜下摘除。

（3）若息肉较小或有蒂且不在前连合，可在电子喉镜下行声带息肉切除术。

（4）局麻不能配合者，可在全麻气管插管下经支撑喉镜、悬吊喉镜切除息肉，有条件者可行显微切除或激光显微切除。

（5）年老体弱、颈椎病及全身状况差者，可在软管喉镜下切除。

【复习思考题】

病例分析 主诉：咽痛 5 小时。

现病史：患者因着凉，今天晨起时自觉咽部疼痛。无鼻塞，流涕症状。2 小时前患者感到咽痛加剧，呈剧烈疼痛，同时感到吞咽时咽痛加剧。1 小时前患者感到咽部有球状物阻塞感，说话时语音含糊不清，但没有声音嘶哑。同时感到乏力，畏寒。患者因此至本院门诊，以"急性会厌炎"被收入院。发病以来，没有发热，没有呼吸困难。吞咽疼痛，进食进水较少。要求做出以下分析：

（1）诊断及诊断依据。

（2）鉴别诊断。

（3）进一步检查。

（4）治疗原则。

笔记栏

（敬前程 石大志）

见习十 喉 癌

【见习要求】

1. 掌握喉癌的分型及各型的特点。

2. 熟悉间接喉镜，电子（纤维）喉镜下喉结构的观察，黏膜的色泽，声带的运动，明了声带活动度的观察与判断在喉癌分期中的重要性及对预后的影响。

3. 了解喉癌的微创激光手术，各种喉功能保全部分喉切除术和全喉切除术对不同分期喉癌的治疗。

【见习时数】 4学时。

【见习准备】

1. 典型喉癌患者。

2. 典型喉癌患者喉部 CT 或 MRI 表现。

【见习过程】

1. 讲授病史采集、体格检查要点，学生分组进病房采集病史，并做体格检查。

2. 学生回示教室汇报病历摘要、阳性体征，提出必要的辅助检查并说明其目的；带教教师展示典型喉癌患者喉部 CT 表现。

3. 学生归纳总结病例特点，作出完整的诊断，并说明诊断依据。

4. 结合患者的具体实际，带教教师以提问的方式小结。

【病史采集要点】

1. 现病史

（1）发病情况：缓慢或急骤起病？

（2）发病的原因或诱因：是否吸烟？是否上呼吸道感染等？

（3）主要症状：声嘶、呼吸困难、咳嗽、吞咽困难及颈淋巴结转移为主。

（4）伴随症状：是否咯血、喉痛、发热？纳差、消瘦？

（5）诊疗情况：在何处就诊过？做过何种检查？用何药物及疗效如何？

（6）一般情况：精神、体力、饮食、大小便如何？体重有何变化？

2. 其他相关病史

（1）有无药物过敏史。

（2）既往有无心肺疾病史。

（3）个人史：吸烟史（品种、日吸烟量、烟龄），职业史。

【知识精要】

1. 概述　喉癌的发病率有日益增多趋势，其发病率在我国约占全身肿瘤的 1%～2%，占耳鼻喉癌的 11%～22%。男女发病之比例为 8.4～25.6：1。我国东北地区女性喉癌比例较高。喉癌好发于 50～70 岁。早期确诊的喉癌，5 年生存率介于 50%～90%，而有其他部位转移的癌肿仅 5%～25%。

2. 临床表现　喉癌因肿瘤侵犯的部位、类型、大小以及病程长短不同而临床表现各异。

（1）声音嘶哑。

（2）咽喉部感觉异常。

（3）咳嗽。

（4）疼痛。

（5）呼吸困难。

（6）肺部感染。

（7）颈部肿块。

（8）转移性症状

1）淋巴转移。

2）血性转移。

3. 检查要点

（1）X 线检查。

（2）喉镜检查

1）间接喉镜检查。

2）直接喉镜检查。

3）纤维导光喉镜及显微喉镜检查。

（3）B 超检查。

（4）CT 检查。

（5）磁共振成像。

（6）病理细胞学检查。

4. 诊断要点

（1）凡是原因不明的声哑或咽喉部异物感，经对症治疗后症状不减，尤其患者在 40 岁以上，伴有刺激性干咳，痰中带血，喉部疼痛，头痛耳痛，呼吸困难等 3 周以上。

（2）颈部肿块，排除甲状软骨轮廓、甲状舌骨膜、甲状软骨上角、环甲膜、甲状腺等变异。

（3）从下颌角开始，沿胸锁乳突肌前缘向下有淋巴结肿大，质硬无压痛，活动度减低。

（4）对长期吸烟、有肿瘤家庭史，某些职业，接触放射性物质和石棉尘，制造重铬酸盐等之人员，应作重点普查，重视诊断。

（5）借助 X 线、CT、喉镜检查、喉病灶局部细胞涂片、细胞病理学检查，结合实际检查，一般可明确诊断。

5. 治疗 目前多主张手术加放疗的综合治疗。

（1）手术治疗：手术在我国是喉癌的首选治疗方法，优点是疗程短，根治性强，术后对邻近部位的影响小。最早多行全喉切除术。近年来，随着临床经验的积累，喉部分切除术逐渐广泛地被头颈外科医师采用，成为喉癌外科治疗极其重要的组成部分。部分喉切除可分为喉小部分切除术，喉大部分切除术和喉次全切除术。

（2）放射治疗

1）单纯放疗。

2）术前放疗。

3）术后放疗。

（3）化学治疗。

（4）生物治疗。

【复习思考题】

病例分析 男性，62岁。

主诉：持续声嘶，进行性加重半年。

现病史：患者于半年前无明显诱因出现声嘶，呈持续性且进行性加重不缓解。无咳嗽，咳痰，咯血，呼吸困难，吞咽疼痛及吞咽困难。到当地医院就诊，诊断为"慢性喉炎"，给予消炎治疗，具体用药及药量不详，效果不明显。遂到我院就诊，纤维喉镜检查示：左侧声带全长有一肿物，表面粗糙不平，呈菜花样，未侵及前联合及对侧声带，声带活动好。肿块质脆，取病理时触之易出血。病理结果显示：（左声带）高分化鳞状细胞癌。门诊遂以"喉癌（声门型）"收治入院。患者自发病以来精神可，饮食睡眠均正常，大小便无异常，体重无明显变化。要求做出以下分析：

（1）诊断及诊断依据。

（2）鉴别诊断。

（3）进一步检查。

（4）治疗原则。

（张先锋　石大志）

见习十一（1）　喉　阻　塞

【见习要求】

1. 掌握呼吸困难的四度分类法及根据其分度相应的临床处理原则。

2. 熟悉气管切开术的适应证及手术操作要点。

【见习时数】　2学时。

【见习准备】

1. 典型患者。

2. 气管切开手术录像。

【见习过程】

1. 讲授病史采集、体格检查要点，学生分组进病房采集病史，并做体格检查。

2. 学生回示教室汇报病历摘要、阳性体征，提出必要的辅助检查并说明其目的。观看气管切开术手术。

3. 学生归纳总结病例特点，作出完整的诊断，并说明诊断依据。

4. 结合患者的具体实际，带教教师以提问的方式小结。

【病史采集要点】

1. 现病史

（1）发病情况：起病缓急、发病时间。

（2）发病的原因或诱因

1）是否炎症：如急性会厌炎、小儿急性喉炎、急性喉气管支气管炎。如咽后脓肿、咽侧感染、颌下蜂窝组织炎等喉部邻近部位的炎症。

2）是否喉部异物：特别是较大的嵌顿性异物，如玻璃球、塑料瓶盖、中药丸等。

3）是否喉外伤：如喉部挫伤、切割伤、炸伤、撞伤、挤压伤、烧伤、喉气管插管性损伤、内窥镜检查损伤等。

4）是否喉部肿瘤：如喉乳头状瘤、喉癌等。

5）是否喉先天性畸形：如喉蹼、先天性喉软骨软化等。

6）是否喉部水肿。

7）是否双侧声带不完全性瘫痪。

（3）主要症状

1）是否呼吸困难，如有是吸气性呼吸困难或是呼气性呼吸困难。是否突发憋气和剧烈咳嗽。

2）是否有喘鸣，如有是吸气性喘鸣或是呼气性哮鸣。

3）是否出现三凹征或四凹征。

4）有无声音嘶哑。

5）有无呼吸快而深，心率加快，血压上升等缺氧症状。

（4）伴随症状

1）是否发热？

2）是否有肺气肿或肺不张表现。

3）是否坐卧不安、烦躁、发绀。是否大汗淋漓、脉搏细弱、快速或不规则，呼吸快而浅表，惊厥，昏迷。

（5）病情演变：何时出现肺部感染表现？何时出现惊厥，昏迷，甚至心脏骤停。

（6）诊疗情况：在何处就诊过？做过何种检查和治疗？

（7）一般情况：精神、体力、饮食、大小便如何？

2. 其他相关病史

（1）有无药物过敏史。

（2）变态反应性水肿或神经血管性水肿疾病史。

（3）甲状腺切除手术史。

（4）喉外伤史。

（5）喉部良、恶性肿瘤手术史。

（6）巨大甲状腺肿、颈部肿瘤疾病史及其他恶性肿瘤病史。

（7）既往史。

（8）个人史：吸烟史（品种、日吸烟量、烟龄），职业史。

【检查要点】

1. 体温、脉搏、呼吸、血压、体位、神志。

2. 呼吸困难的特点：呼气性呼吸困难。

3. 缺氧程度：甲床、嘴唇、舌的颜色。

4. 胸部：视、触、叩、听。

【知识精要】

1. 概述 喉阻塞是喉部或邻近器官的病变使喉部气道变窄以致发生呼吸困难者。不是一种独立的疾病，而是一组症候群。由于喉阻塞可引起缺氧，如处理不及时可引起窒息，危及患者生命。由于发病急、缓不同，喉阻塞分急性和慢性两类。

2. 临床表现

（1）吸气性呼吸困难。

（2）吸气性喘鸣。

（3）三凹征或四凹征。

（4）声音嘶哑。

（5）缺氧症状。

3. 诊断

（1）诊断要点：根据病史，症状和体征，喉阻塞的诊断并不难，必要时行 X 线检查以鉴别诊断。

（2）分度

1）一度：安静时无呼吸困难表现。活动或哭闹时，有轻度吸气或呼吸困难，稍有吸气性喉喘鸣和轻度吸气性胸廓周围软组织凹陷。

2）二度：安静时也有轻度吸气性呼吸困难，吸气性喉鸣和吸气期胸廓周围软组织凹陷，活动时加重，但不影响睡眠和进食，亦无烦躁不安等缺氧症状。脉搏尚正常。

3）三度：吸气期呼吸困难明显，喉喘鸣声甚响，三凹征或四凹征显著。并因缺氧而出现烦躁不安，不易入睡，不愿进食，脉搏加快等症状。

4）四度：呼吸极度困难。由于严重缺氧和二氧化碳增多，患者坐卧不安，手足乱动，出冷汗，面色苍白或发绀，定向力丧失，心律不齐，脉搏细弱，血压下降，大小便失禁等。如不及时抢救，可因窒息、昏迷及心力衰竭而死亡。

4. 治疗

（1）治疗原则：喉阻塞能危及生命，必须高度重视，积极处理。应按呼吸困难的程度和原因，采用药物或手术治疗。

（2）治疗措施

1）一度：明确病因后，一般通过针对病因的积极治疗即可解除喉阻塞，不必做急诊气管切开术。如：通过积极控制感染和炎性肿胀；取除异物；肿瘤根治手术等手段治疗病因，解除喉阻塞。

2）二度：对症治疗及全身治疗（如吸氧等）的同时积极治疗病因。由急性病因引起者，病情通常发展较快，应在治疗病因的同时做好气管切开术的准备，以备在病因治疗不起作用，喉阻塞继续加重时急救。由慢性病因引起者，病情通常发展较慢，且病程较长，机体对缺氧已经耐受，大多可以通过病因治疗解除喉阻塞，避免做气管切开术。

3）三度：在严密观察呼吸变化并做好气管切开术准备的情况下，可先试用对症治疗和病因治疗。若经保守治疗未见好转，应及早手术，以免造成窒息或心力衰竭。因恶性肿瘤所引起的喉阻塞，应行气管切开术。

4）四度：立即行气管切开术。若病情十分紧急时，可先行环甲膜切开术。

笔记栏

（石大志 艾文彬）

见习十一（2） 气管、支气管异物

【见习要求】 熟悉气管、支气管异物的临床表现、诊断和急救措施。

【见习时数】　2学时。

【见习准备】

1. 典型患者。

2. 呼吸道异物诊断和急救处理录像。

【见习过程】

1. 讲授病史采集、体格检查要点，学生分组进病房采集病史，并做体格检查。

2. 学生回示教室汇报病历摘要、阳性体征，提出必要的辅助检查并说明其目的。

3. 学生归纳总结病例特点，作出完整的诊断，并说明诊断依据。

4. 结合患者的具体实际，带教教师以提问的方式小结呼吸道异物的诊断和急救措施。

5. 观看呼吸道异物诊断和急救处理录像。

【病史采集要点】

1. 现病史

（1）发病情况：发病时间、地点、是否有明确的异物史。

（2）发病的原因或诱因：年幼儿是否在嬉闹、哭闹时进食，尤其是进食花生、豆类等。

（3）主要症状：是否突发憋气和剧烈咳嗽。是否发生高度呼吸困难，甚至窒息。

（4）伴随症状：是否发热？是否有肺气肿或肺不张表现。

（5）病情演变：何时出现肺部感染表现？窒息？

（6）诊疗情况：在何处就诊过？做过何种检查和治疗？

（7）一般情况：精神、体力、饮食、大小便如何？

2. 其他相关病史

（1）有无药物过敏史。

（2）既往有无心肺疾病史。

（3）个人史：吸烟史（品种、日吸烟量、烟龄），职业史。

【检查要点】

1. 体温、脉搏、呼吸、血压、体位、神志。

2. 呼吸困难的特点：吸气性呼吸困难。

3. 缺氧程度：甲床、嘴唇、舌的颜色。

4. 胸部：视、触、叩、听。

【知识精要】

1. 概述 气管支气管异物是耳鼻喉科常见急诊之一，75%发生于 2 岁以下的儿童，常常因为得不到及时恰当的处理而导致严重后果。

2. 临床表现 气管支气管异物产生的症状与异物的大小、性质、部位及局部的病理改变有关。可分为以下四期。

（1）异物吸入期。有剧烈咳嗽、憋气。异物较大或卡在声门时可发生窒息。

（2）安静期。异物吸入后可停留在支气管内某一处，此时可无症状或仅有轻咳。此期长短不一，与异物性质及感染程度有关。

（3）阻塞期。由于异物刺激和炎症反应，或已堵塞支气管，可出现咳嗽，形成肺不张或肺气肿。

（4）炎症期。轻者有支气管炎、肺炎，重者有肺脓肿和脓胸。患者表现为发烧、咳嗽、胸痛、脓痰多、咯血和呼吸困难。

3. 检查要点

（1）X 线检查：不透射线的异物可立即显现。透射线的异物可根据临床表现做出诊断，如原因不明的肺不张、肺气肿、支气管肺炎及纵隔偏移等。

（2）胸透：较胸片优点在于可动态观察纵隔改变情况。气管或主支气管异物，吸气时可见纵隔变宽。一侧支气管异物，可见纵隔随呼吸摆动。

（3）胸部正、侧位断层、CT 或超声检查：可发现较小异物，以帮助诊断。

（4）气管镜检查：如果异物存留时间较长，难以明确诊断者，除需要和肺科医生讨论外，做气管镜检查对明确诊断是必要的。

4. 诊断要点

（1）病史与体征：根据患者异物吸入病史或可疑病史、异物的种类、典型症状、肺部体征及并发症等，不难诊断。

（2）胸部 X 线检查：不透光金属异物在正位及侧位 X 线透视或拍片下可直接诊断；对透光异物则可根据其阻塞程度不同而产生肺气肿（患侧肺部透亮度增加，横膈下降，活动度受限，纵隔摆动）或肺不张（患侧肺野阴影较深，横膈上抬，心脏及纵隔移向患侧，呼吸时保持不变）等间接证据而诊断；胸透较胸片具有更高的诊断准确率，可直接观察纵隔摆动情况。

（3）支气管镜检查：气管支气管异物的确切诊断与治疗最终通过支气管镜来完成。临床上对异物史不明确，症状体征不典型，X 线检查肺内确有病变，但既不像肺结核，又不似典型的支气管肺炎，更不像其他肺部疾病，应怀疑支气管异物存在，可先短期抗感染治疗，若无明显治疗效果，可进一步作支气管镜检查以明确诊断。

5. 治疗

（1）治疗原则：气管支气管异物的诊断确定后，须立即手术取出异物。

（2）手术方法

1）气管异物：瓜子、毛豆等轻而光滑的异物，常随气流在气管内上下活动，咳嗽时常向上冲击声门下区，可采用以下方法钳取：①直接喉镜下取出法：具有方法简便，手术时间短，声带损伤少，一般不引起喉水肿等优点；②支气管镜下取出法：气管内异物在直接喉镜下未能取出时，应经声门导入支气管镜，以便在支气管镜明视下，查找异物，发现异物后，选用合适的异物钳将异物挟住、取出。

2）支气管异物：常规采用支气管镜下取出法。

【复习思考题】

病史采集训练及病例分析 某女，2 岁，因进花生后呛咳，伴呼吸困难 11 小时入院。请围绕主诉采集相关病史。然后做出以下分析：

（1）诊断及诊断依据。

（2）鉴别诊断。

（3）进一步检查。

（4）治疗原则。

笔记栏

（石大志 艾文彬）

见习十二（1） 分泌性中耳炎

【见习要求】 掌握分泌性中耳炎的临床特征、诊断、鉴别诊断与治疗。

【见习时数】 1学时。

【见习准备】

1. 典型患者。

2. 典型颞骨 CT、听力检查资料。

【见习过程】

1. 讲授病史采集、体格检查要点，学生分组进病房采集病史，并做体格检查。

2. 学生回示教室汇报病历摘要、阳性体征，提出必要的辅助检查并说明其目的。

3. 学生归纳总结病例特点，作出完整的诊断，并说明诊断依据。

4. 结合患者的具体实际，带教教师以提问的方式小结。

【病史采集要点】

1. 现病史

（1）发病情况：缓慢或急骤起病？

（2）发病的原因或诱因：是否上呼吸道感染？是否有潜水或是感冒后坐飞机史等等？

（3）主要症状

1）有无听力下降，逐渐下降还是骤然下降。自听是否增强。

2）有无耳痛，程度如何，持续时间。

3）有无耳内闭塞感，缓解因素。

4）有无耳鸣，耳鸣的性质，持续性还是间歇性，有无诱发因素。

5）有无耳内长期持续流脓？脓量及脓液性质。

（4）伴随症状：是否发热？是否头痛？是否鼻塞流涕？是否睡觉打鼾？

（5）诊疗情况：在何处就诊过？做过何种检查？用何药物及疗效如何？

（6）一般情况：精神、体力、饮食、大小便如何？

2. 其他相关病史

（1）有无药物过敏史。

（2）既往史。

（3）个人史：职业史。

【知识精要】

1. 概述 分泌性中耳炎是以传导性聋及鼓室积液为主要特征的中耳非化脓性炎性疾病。中耳积液可为浆液性漏出液或渗出液，亦可为黏液。

分泌性中耳炎可分为急性和慢性两种。慢性可因急性期未得到及时与恰当的治疗，或反复发作、迁延而致。本病冬、春季多见。小儿及成人均可发病，为小儿常见的致聋原因之一。

2. 临床表现

（1）听力下降：急性分泌性中耳炎病前大多有感冒史，以后听力逐渐下降，伴自听增强，头部位置改变有变位性听力改善，部分患儿因一耳患病长期不被察觉。

（2）耳痛：起病时可有轻微耳痛，偶为抽痛，慢性者耳痛不明显。

（3）耳内闭塞感：耳内闭塞感或闷胀感是常见的主诉之一，按压耳屏或捏鼻鼓气后后症状暂时减轻。

（4）耳鸣：部分患者有耳鸣，多为间歇性，如"劈拍"声。当头部运动，打呵欠或擤鼻时，耳内可出现气过水声。

3. 检查要点

（1）鼓膜：急性期鼓膜充血内陷。慢性期鼓膜松弛部或紧张部周边有放射状扩张的血管，松弛部或全鼓膜内陷，光锥缩短或消失，鼓室积液时鼓膜呈淡黄或琥珀色，偶见液平面或气泡。鼓气耳镜见鼓膜活动受限。

（2）听力测试

1）音叉试验：Rinne test（−），Weber test 偏向患耳，Schwabach test（＋）。

2）纯音听阈测试：示传导性听力损失或混合型听力损失。

3）声导抗测试：声导抗图对诊断有重要价值。平坦型（B 型）是分泌性中耳炎的典型曲线，负压型（C 型）示鼓室负压，咽鼓管功能不良，其中部分中耳有积液。

（3）儿童作 X 线头部侧位拍片或 CT 扫描：了解腺样体是否增生，中耳气腔有不同程度密度增高影。

（4）成人作详细的鼻咽部检查：了解鼻咽部病变，特别注意排除鼻咽癌。

4. 诊断要点　根据临床症状、鼓膜检查以及纯音测听和声导抗检查结果可确诊。

（1）典型症状：听力下降、耳闷、耳鸣等。

（2）典型体征

1）鼓膜检查为形如发丝的液平线和气泡影，但最多见的表现为内陷或锤骨短突外突；晚期鼓膜萎缩变薄，可极度内陷，出现粘连。

2）纯音测听曲线主要表现为传导聋，少数患者可表现为混合性聋，声导抗测试以 B 型图为主，少数可表现为 C 型图。

5. 鉴别诊断

（1）耳硬化症。

（2）粘连性中耳炎。

（3）脑脊液耳漏。

（4）胆固醇肉芽肿。

6. 治疗

（1）治疗原则：清除中耳积液，改善中耳通气、引流以及病因治疗。

（2）治疗措施

1）非手术治疗：抗生素、促进纤毛运动及排泄功能，糖皮质激素、保持鼻腔及咽鼓管通畅，咽鼓管吹张（可采用捏鼻鼓气法、波氏球法或导管法）。

2）手术治疗：①鼓膜穿刺术；②鼓膜切开术；③鼓膜切开加置管术；④其他：积极治疗鼻咽或鼻部疾病，如腺样体刮除术（3岁以上的儿童），鼻息肉摘除术，下鼻甲部分切除术，鼻窦内镜手术，鼻中隔矫正术等。

【复习思考题】

1. 简答题　分泌性中耳炎的定义，与化脓性中耳炎的鉴别。

2. 病例分析　患者：××　性别：女，年龄：45岁。

近半年来右耳出现渐进性听力下降，耳闭塞感明显，无明显耳鸣、耳流脓，既往体健。

PE：左耳鼓膜完整，光锥正常，右侧鼓膜内限，光锥消失，呈琥珀色，鼻咽：用麻黄素收缩鼻腔后，电子鼻咽镜检查见鼻咽右侧咽隐窝黏膜局限性隆起，表面粗糙，纯音测听检查示右耳传导性聋，PTA右耳平均听阈45dB，左耳20dB。声导抗检查为右耳"B"形鼓室导抗图，声反射未引出。

问题：

（1）诊断及诊断依据。

（2）鉴别诊断。

（3）进一步检查。

（4）治疗原则。

笔记栏

（肖　娟　张先锋）

见习十二（2）　急性化脓性中耳炎

【见习要求】　掌握急性化脓性中耳炎临床特征、诊断、鉴别诊断与治疗。

【见习时数】　1学时。

【见习准备】

1. 典型患者。

2. 典型颞骨HRCT、听力、电子耳镜检查资料。

【见习过程】

1. 讲授病史采集、体格检查要点，学生分组进病房采集病史，并做体格检查。

2. 学生回示教室汇报病历摘要、阳性体征，提出必要的辅助检查如血常规、鼻咽部检查并说明其目的。

3. 学生归纳总结病例特点，作出完整的诊断，并说明诊断依据及鉴别诊断。

4. 结合患者的具体实际，带教教师以提问的方式小结。

【病史采集要点】

1. 现病史

（1）发病情况：缓慢或急骤起病？病程长短？

（2）发病的原因或诱因：是否上呼吸道感染？是否游泳？

（3）主要症状

1）有无耳痛，是否突发且持续时间较长，程度如何。

2）有无耳内持续流脓，脓量，脓液性质，是否初为血水样、后转为脓性。

3）有无听力下降、耳鸣，持续或是间歇性，有无加重或缓解因素。

4）有无耳内闭塞感，有无自听增强，缓解因素。

5）流脓后全身症状、耳痛是否缓解，听力减退、耳鸣是否逐渐好转。

（4）伴随症状：是否伴有鼻塞、流涕、咽痛等临近器官症状？是否伴有全身症状如发热、呕吐、腹泻等？有无颅内外并发症如急性乳突炎耳后疼痛红肿、小儿有无假性脑膜炎头痛、惊厥？

（5）诊疗情况：在何处就诊过？做过何种检查？用何药物及疗效如何？

（6）一般情况：精神、体力、饮食、大小便如何？

2. 其他相关病史

（1）有无药物过敏史。

（2）既往史：是否患有鼻炎、鼻窦炎、扁桃体炎或腺样体肥大等疾病。

（3）个人史：职业史。

【知识精要】

1. 概述　急性化脓性中耳炎是细菌感染引起的中

耳黏膜的急性化脓性炎症。病变主要位于鼓室，但中耳其他各部亦常受累亦有较轻微的炎症。本病较常见，好发于儿童，临床特点为耳痛、耳内流脓、鼓膜充血穿孔。

2. 临床表现 耳痛、耳道流脓、听力下降和耳鸣，小儿多伴有畏寒、发热等全身症状（注意症状在鼓膜穿孔前后的比较，一般在鼓膜穿孔后上述症状缓解）。

3. 检查要点

（1）耳镜检查：早期，鼓膜松弛部充血，紧张部周边及锤骨柄上可见扩张的、呈放射状的血管。以后，整个鼓膜弥漫性充血、肿胀，向外膨出，其正常标志不易辨识。鼓膜穿孔大多位于紧张部。如为小圆形穿孔可见脓液搏动性涌出亮点。婴幼儿鼓膜不易穿孔。

（2）耳部触诊：乳突尖及鼓窦区有轻微压痛。小儿乳突区皮肤可出现轻度红肿。

（3）听力检查：呈传导性听力损失。

（4）血象：白细胞总数增多，多形核白细胞比率增加。穿孔后血象渐趋正常。

4. 诊断要点 根据病史和体征，成人诊断较易，小儿则较困难，一是缺乏耳症状史，表现为严重的胃肠道反应，二是小儿外耳道狭窄，鼓膜不易查见。

（1）如遇小儿高热，适在上呼吸道感染之后发生，常有摇头抓耳动作，应想及此病。

（2）首先应检查有无咽部、特别是鼻咽部感染和萌牙现象，耳区有无压痛和肿大淋巴结。小儿鼓膜肥厚，其光锥和充血很难查见，即使轻度充血也可能是哭闹过久和萌牙期的反应。

（3）必要时应进行鼓室穿刺鉴别。

5. 鉴别诊断

（1）外耳道炎及疖肿：耳道明显红肿狭窄，疖肿后期皮肤发黄触之有波动感、有明显耳廓牵拉痛。

（2）急性鼓膜炎：耳道无脓液等异常分泌物、鼓膜一般无穿孔表现。

（3）外耳道湿疹：耳道浅部皮肤湿润粗糙、表面附黏液，耳道深部干洁，鼓膜无充血。

6. 治疗

（1）一般治疗

1）及早应用足量抗生素或其他抗菌药物控制感染，务求彻底治愈。鼓膜穿孔后，取脓液作细菌培养及药敏试验，并参照结果调整用药。

2）减充血剂喷鼻，盐酸羟甲唑啉、1%麻黄素等减充血剂，应告知患者不能长时间使用，时间一般不超过1周。以利恢复咽鼓管功能。

3）注意休息、耳道禁水，饮食宜清淡而易消化，便结者疏通大便。全身症状较重者注意给予支持疗法。

（2）鼓膜穿孔前局部治疗

1）2%石炭酸甘油滴耳，可消炎止痛。穿孔后应立即停止使用。

2）遇以下情况时，应作鼓膜切开术：①全身及局部症状较重，鼓膜膨出明显，经上述治疗后效果不明显；②鼓膜虽已穿孔，但穿孔太小，分泌物引流不畅；③疑有并发症可能，但尚无需立即行乳突手术者。

（3）鼓膜穿孔后局部治疗

1）先用3%双氧水或硼酸水彻底清洗外耳道脓液，然后拭干。

2）局部用药以无耳毒性之抗生素滴耳剂为主，如0.3%氧氟沙星滴耳剂、盐酸左氧氟沙星滴耳剂等。

3）当脓液已减少，炎症逐渐消退时，可用甘油或酒精制剂滴耳，如3%硼酸甘油，3%硼酸乙醇等。

4）炎症完全消退后，穿孔大多可自行愈合。流脓已停止而鼓膜穿孔长期不愈合者，可作鼓膜修补术。

见习十二（3）　慢性化脓性中耳炎

【见习要求】　掌握慢性化脓性中耳炎临床特征、分型、鉴别诊断与治疗。

【见习时数】　1学时。

【见习准备】

1. 典型患者。

2. 典型颞骨HRCT、电子耳镜、听力检查资料。

【见习过程】

1. 讲授病史采集、体格检查要点，学生分组进病房采集病史，并做体格检查。

2. 学生回示教室汇报病历摘要、阳性体征，提出必要的辅助检查并说明其目的。

3. 学生归纳总结病例特点，作出完整的诊断，并说明诊断依据及鉴别诊断。

4. 结合患者的具体实际，带教教师以提问的方式小结。

【病史采集要点】

1. 现病史

（1）发病情况：缓慢或急骤起病？病程时长？

（2）发病的原因或诱因：是否上呼吸道感染？是否耳道进水或不洁物挖耳？

（3）主要症状

1）流脓发作频率及每次持续时间，脓量及脓液性质，有无加重或缓解因素，最后一次发生流脓的时间。

2）听力下降程度、下降快慢，是否伴有耳鸣、持续或是间歇性，对日常交流和工作学习有无影响。

3）有无耳痛头痛，脓液是否伴有血性分泌物，持续时间，程度如何。

（4）伴随症状：有无颅内外并发症，如有无眩晕、走路不稳，有无面瘫，颈部耳后脓肿，有无头痛头胀、高热惊厥等，何时发生，有无进行性加重。

（5）诊疗情况：在何处就诊过？做过何种检查？用何药物及疗效如何？

（6）一般情况：精神、体力、饮食、大小便如何。

2. 其他相关病史

（1）有无药物过敏史。

（2）既往史

1）是否有急性化脓性中耳炎未及时治疗或治疗不彻底。

2）是否患有慢性鼻炎、鼻窦炎、扁桃体炎或腺样体肥大等疾病。

3）有无全身性慢性疾病如糖尿病、营养不良等。

（3）个人史：职业史。

【知识精要】

1. 概述 急性化脓性中耳炎病程超过 6～8 周时，病变侵及中耳黏膜、骨膜或骨质造成不可逆损伤，常合并慢性乳突炎，称为慢性化脓性中耳炎，临床上以反复耳内流脓、鼓膜穿孔、听力下降为表现特征。在一定条件下可引起颅内外并发症。

2. 病理及临床表现 可分为静止期、活动期。

（1）静止期：病变主要局限于中耳鼓室黏膜，一般无肉芽或息肉形成。当黏膜受感染发炎时及时适当治疗，鼓膜穿孔处引流通畅，炎症可控制。鼓膜穿孔大者，听力下降明显，乳突气房可良好、无明显变化。幼儿患者乳突气房发育将受圆形细胞浸润，杯状细胞及腺体分泌活跃。

临床特点：平时除听力稍差外，无明显症状，有些患者可保持静止期数十年不发作。上呼吸道感染时流脓发作，分泌物一般不臭，鼓膜穿孔位于紧张部，多呈中央性穿孔，大小不一，听觉减退一般为轻度传导性聋。CT检查无肉芽及胆脂瘤。

（2）活动期：病变超出黏膜组织，多有不同程度听小骨坏死，伴鼓环、鼓窦或鼓室区域骨质破坏。黏膜组织广泛破坏，听骨链、鼓环、鼓窦及乳突小房均可发生出血、坏死。鼓膜大穿孔可见听骨缺损，鼓室内有肉芽或息肉形成。鼓室盖、鼓窦盖或内耳骨质有破坏时可伴有听力明显下降、头痛和眩晕。面神经骨管有破坏时可伴有不同程度的面瘫。

临床特点：耳内持续性流黏稠脓，可有臭味，如有肉芽或息肉出血，则脓内混有血性或耳内出血。可见鼓膜边缘性穿孔，紧张部大穿孔或完全缺失。通过穿孔可见鼓室内有肉芽或息肉，有蒂的息肉从穿孔脱出，可堵塞于外耳道内，妨碍引流，患者多有较重的传导性聋，颞骨 CT 显示上鼓室、鼓窦及乳突内存软组织影，可伴部分骨质破坏。此型中耳炎可发生各种并发症。

3. 鉴别诊断

（1）中耳癌：多为鳞状细胞癌，好发于中年以上患者。多有耳内长期流脓史，近期耳内出血、伴耳痛，可见鼓室内新生物，触之易出血。早期即可出现面瘫，CT可见骨质破坏。新生物活检可确诊。

（2）结核性中耳炎：多继发于肺部或其他部位结核。耳内脓液稀薄，听力损害严重，早期发生面瘫，鼓膜大穿孔，有苍白肉芽。乳突CT提示骨质破坏或死骨形成。

活检、分泌物涂片等确诊。

4. 治疗 治疗原则：消除病因，控制感染，清理病灶，通畅引流，尽可能恢复听力。

（1）病因治疗：及时治愈急性化脓性中耳炎，并促使鼓膜愈合。积极治疗上呼吸道疾病及周边病灶。

（2）局部治疗：包括药物治疗和手术治疗，依不同类型病变而定。

1）静止期：以局部用药为主。通常用3%双氧水洗耳，洗净后滴入抗生素溶液，如0.3%氧氟沙星滴耳液、0.25%氯霉素滴耳液等，鼓室充血水肿、分泌物多时可加入适量地塞米松抗炎消肿。3%~4%硼酸甘油、硼酸乙醇等适于脓液较少、鼓室潮湿时。若耳内流脓停止、耳内干燥后，小的穿孔可能自愈，穿孔不愈合且CT证实中耳乳突内无顽固病变者应及时行鼓室成形术。

局部用药注意事项：①用药前先用双氧水洗净脓液；②忌用氨基甙类抗生素制剂滴耳以免中毒；③忌用粉剂滴耳，否则影响脓液引流甚至引起并发症；④忌用腐蚀剂，如酚甘油。

2）活动期

A. 引流通畅者以局部用药为主，注意定期复查。

B. 引流不畅者，可视及鼓室内肉芽及息肉，不宜简单钳取。应在炎症控制同时，根据病变范围施行手术。

C. 乳突根治术：有经典、改良乳突根治等不同术式。可同期或二期行鼓室成形术。

【复习思考题】

病例分析 患者，男，5岁。

2年来双耳听力下降，伴鼻堵，脓涕，偶伴耳痛。看电视和对话时需要大声喊叫，经当地医院治疗，听力改善欠佳。偶诉头痛及耳闷。晚上睡眠时张口呼吸。

PE：双耳鼓膜完整，内陷，光锥消失，呈琥色，运动消失。鼻咽：用麻黄素收缩鼻腔后，内窥镜检查见鼻咽顶腺样体堵塞后鼻孔及咽鼓管口。口咽：轻度充血，舌腭弓无充血。扁桃体Ⅱ度肿大，无栓塞物及瘢痕，见咽后壁少许散在淋巴滤泡。

纯音测听检查示双耳传导性聋，PTA 右耳 58dB，左耳 52dB。声导抗检查为双耳"B"形图。

问题：

（1）诊断及诊断依据。

（2）鉴别诊断。

（3）进一步检查。

（4）治疗原则。

见习十二（4）　中耳胆脂瘤

【见习要求】　掌握中耳胆脂瘤的临床特征、诊断、鉴别诊断与治疗。

【见习时数】　1 学时。

【见习准备】

1. 典型患者。

2. 典型颞骨 HRCT、电子耳镜、听力检查资料。

【见习过程】

1. 讲授病史采集、体格检查要点，学生分组进病房采集病史，并做体格检查。

2. 学生回示教室汇报病历摘要、阳性体征，提出必要的辅助检查并说明其目的。

3. 学生归纳总结病例特点，作出完整的诊断，并说明诊断依据及鉴别诊断。

4. 结合患者的具体实际，带教教师以提问的方式小结。

【病史采集要点】

1. 现病史

（1）发病情况：起病状态？病史长短。

（2）发病的原因或诱因：是否有长期流脓病史？

（3）主要症状

1）流脓发作频率及每次持续时间，脓量及脓液性质，有无明显臭味，有无白色豆渣样分泌物，有无加重或缓解因素。

2）听力下降程度、下降快慢，是否伴有耳鸣、持续或是间歇性，对日常交流和工作学习有无影响。

3）有无耳痛头痛，脓液是否伴有血性分泌物，持续时间，程度如何。

（4）伴随症状：有无颅内外并发症，如有无眩晕、走路不稳，有无面瘫，颈部耳后脓肿，有无头痛头胀、高热惊厥等，何时发生，有无进行性加重。

（5）诊疗情况：在何处就诊过？做过何种检查？用何药物及疗效如何？

（6）一般情况：精神、体力、饮食、大小便如何？

2. 其他相关病史

（1）有无药物过敏史。

（2）既往史

1）是否有急性化脓性中耳炎未及时治疗或治疗不彻底。

2）是否患有慢性鼻炎、鼻窦炎、扁桃体炎或腺样体肥大等疾病。

（3）个人史：职业史。

【知识精要】

1. 概述　中耳胆脂瘤是一种位于中耳内的囊性结构，而非真性肿瘤。胆脂瘤可继发于慢性化脓性中耳炎，慢性化脓性中耳炎也常常继发于胆脂瘤的细菌感染，故本病又可称为"胆脂瘤伴慢性（化脓性）中耳炎"。由于胆脂瘤可破坏骨质，可造成严重的颅内外并发症，应该重视。

2. 分型

（1）先天性：胚胎期外胚层组织遗留或迷走于颅骨中发展而成。

（2）后天性胆脂瘤又分为原发性和继发性两种。后天原发性无化脓性中耳炎病史，胆脂瘤合并感染后中耳可出现化脓性炎症；继发性胆脂瘤则继发于慢性化脓性或分泌性中耳炎。

3. 临床表现

（1）耳内流脓：继发性胆脂瘤有耳内长期持续流脓，脓量多少不等，由于腐败细菌的继发感染，脓液常有特殊的恶臭。后天原发性胆脂瘤早期无耳内流脓，待合并感染时方有耳溢液。

（2）听力损失

1）继发性胆脂瘤一般有较重的传导性或混合性听力损失。

2）原发性上鼓室内局限性的小胆脂瘤可不引起明显的听力损害，听骨链遭破坏才出现听力下降而首诊。

3）并发症：中耳胆脂瘤如治疗不当，可通过骨质破坏，瘘管、骨缝等引起各种颅内，外并发症。常见颅外并发症有耳后骨膜下脓肿，面瘫，迷路炎，岩锥炎等；颅内并发症有硬脑膜外或硬脑膜下脓肿，乙状窦血栓性静脉炎、脑膜炎和脑脓肿等，如中耳炎伴有眩晕、呕吐、面瘫、耳后红肿、剧烈头痛、寒战或高热等症状出现，应考虑已有并发症。

4. 检查要点

（1）耳镜检查：鼓膜松弛部穿孔或紧张部后上方边缘性穿孔，从穿孔处可见鼓室内有灰白色鳞片状或豆渣样无定形物质，奇臭。

（2）纯音测听：听力损失可轻可重，可为传导性或混合性，少数为感音性聋。

（3）颞骨高分辨率 CT 片：示上鼓室、鼓窦或乳突有骨质破坏区，其边缘浓密，整齐。

5. 鉴别诊断　应与不伴有胆脂瘤的慢性化脓性中耳炎鉴别。

6. 治疗　应及早手术。手术治疗的目的包括：①彻底清除病变组织；②重建传音结构；③求得一干耳；④预防并发症。

笔记栏

（杨　丽　石大志）

见习十三（1） 耳　　聋

【见习要求】 掌握听力障碍的分类、分级、常见疾病的诊断与治疗。

【见习时数】 1学时。

【见习准备】

1. 门诊患者。

2. 常见耳聋疾病患者颞骨 CT、MRI、听力、电子镜等检查资料。

【见习过程】

1. 讲授听力障碍的分类、分级、常见疾病的诊断、治疗，学生分组在门诊询问常见耳聋疾病患者的病史，并做体格检查。

2. 学生回示教室回顾所看病种的病历摘要、阳性体征，提出疑问及做进一步检查的建议以明确诊断。

3. 学生归纳总结所接触的耳聋病例的特点，分析各病之间的差别及联系，加以鉴别后进行常见疾病的诊断。

4. 结合所看患者的具体实际，带教教师以提问的方式小结。

【病史采集要点】

1. 现病史

（1）发病情况：缓慢或急骤起病？病程长短？

（2）发病的原因或诱因：发病时有无外伤、噪音、耳毒性药物使用、感冒、精神情绪波动或压力。

（3）主要症状

1）耳聋程度如何、有无变化、变化快慢，对生活工作有无影响。

2）有无耳痛、耳鸣、耳闷、耳部胀满感，有无自听增强，有无耳道溢液、耳痒。

3）症状有无加重或缓解因素。

（4）伴随症状：是否伴有头痛、头晕，有无鼻塞、流涕、咽痛等临近器官症状？是否伴有全身性疾病？

（5）诊疗情况：在何处就诊过？做过何种检查？用何药物及疗效如何？

（6）一般情况：精神、体力、饮食、大小便如何？

2. 其他相关病史

（1）有无药物过敏史、有无外伤史。

（2）既往史：是否患有先天性、自身免疫性疾病，是否有反复类似发作史。

（3）职业史：有无接触噪声。

（4）家族史：亲属有无类似疾病。

【知识精要】

1. 概述　听觉传导通路发生器质或功能性病变导致不同程度听力损害的总称。因双耳听力障碍，不能以语言进行正常社交者称为聋哑或聋人。

2. 分类

（1）按病变性质和部位分类，可分为器质性聋和功能性聋两大类。器质性聋可按病变部位分为传导性聋、感音神经性聋和混合性聋三种。感音性聋可细分为感音性聋（耳蜗性聋）、神经性聋（蜗后性聋）。功能性聋又称为精神性聋或癔症性聋。

（2）按发病时间分类，可分为先天性聋和后天性聋。以语言功能发育程度可分为语前聋、语后聋。

（3）按病因分类：遗传性、疾病外伤因素、环境、药物因素。

3. 听力障碍分级　我国法定以 500Hz、1000Hz、2000Hz 三个频率为准，以单耳听力损失为准，分为五级：①轻度聋：听力损失 26～40dB；②中度聋：41～55dB；

③中重度聋：56～70dB；④重度聋：71～90dB；⑤极重度聋：>91dB。

4. 各种类型耳聋简介

（1）传导性聋：经空气径路传导的声波，受到外耳道、中耳病变的阻碍，到达内耳的声能减弱，致使不同程度听力减退者。

1）病变部位：①单纯耳廓畸形；②外耳道堵塞闭锁、狭窄或闭锁；③鼓膜病变；④听骨链病变；⑤咽鼓管及气房系统病变；⑥内耳淋巴液波传导障碍。

2）诊断

A. 病史及专科检查。

B. 听功能检查：音叉检查、纯音测听、鼓室导抗图。

C. 影像检查：颞骨高分辨率CT。

3）治疗：根据病因、病变部位、性质和范围确定不同的治疗方法。大多数传导性聋可经过耳显微外科手术重建听力，各种原因不能接受手术或手术无效者可选配助听器。

（2）感音神经性聋：内耳听毛细胞、血管纹、螺旋神经节、听神经或听觉中枢的器质性病变均可阻碍声音的感受与分析或影响声音讯息的传递。

1）病因及临床特征

A. 先天性聋：出生时就已存在的听力障碍。分遗传性聋和非遗传性聋两类。

B. 老年性聋：一般发生在60岁以上，多因神经节细胞萎缩或耳蜗基底膜特性改变而致。表现为由高频向语频缓慢进行的双侧对称性聋，伴高调持续性耳鸣。

C. 传染病源性聋：对听功能损害严重的传染病有流行性脑脊髓膜炎、猩红热、感冒、腮腺炎、带状疱疹。轻者可自行恢复，有时仍继续加重，终于遗留下持久性耳聋。

D. 全身疾病相关性聋：首推高血压与动脉硬化，还有糖尿病、慢性肾炎与肾衰竭、系统性红斑狼疮、甲状腺功能低下、高脂血症、红细胞增多症白血病。

E. 耳毒性聋：又称药物中毒性聋，氨基糖苷类抗菌类药物、多肽类抗菌类药物，抗肿瘤药物、利尿类药物、酒精、烟草中毒。临床表现耳聋、耳鸣、眩晕、平衡紊乱共存。耳聋呈双侧对称性感音神经性、多由高频向中、低频发展。症状多在用药中始发，更多在用药后出现，停药并不一定能制止其进行。

F. 创伤性聋：头部颞骨骨折、气压伤、爆震伤、长期接触噪声均有可能损伤中耳和内耳造成耳聋。

G. 突发性聋：突然发生的非波动性感音神经性听力损失，常为中或重度，确切原因不明，可能与病毒感染、迷路水肿、血管病变和迷路窗膜破裂相关。

H. 自身免疫性聋：表现为青壮年的双侧非对称性、波动性进行性感音神经性聋，免疫抑制剂疗效较好，但停药后可复发，再次用药仍有效。

2）诊断和鉴别诊断：全面系统地收集病史，详尽的耳鼻部检查，严格的听功能、前庭功能、咽鼓管功能检测，必要的影像学和全身检查等是诊断和鉴别诊断的基础，客观的综合分析则是其前提。

3）治疗：药物疗法、助听器、人工耳蜗植入、听觉言语训练。

（3）混合性聋：耳传音与感音系统同时受累所致的耳聋。如晚期耳硬化、中耳胆脂瘤或同时伴发两种疾病者。其特征是既有气导损害，又有骨导损害，曲线缓降型，低频区有气、骨导间距而高频区不明显。

（4）功能性聋：又称为精神性聋或癔症性聋，属非器质性耳聋。常由精神心理受创伤引起，表现为单侧或双侧听力严重丧失，无耳鸣和眩晕。反复测听结果变异很大。患者可突然自愈或经暗示治疗而快速恢复。

（5）伪聋：即诈聋，指听觉系统无病而自称失去听力，对声音不作搭理者的表现。或者听力仅有轻微损害，夸大其听力缺损程度者。自从声导抗、听性诱发电位和耳声发射测听问世以来，伪聋识别多已不成问题。

【复习思考题】
简述聋病的分类及听力学鉴别诊断方法。

笔记栏

见习十三（2） 眩 晕

【见习要求】 掌握眩晕的概念、分类、临床检查评价、常见疾病的诊断与鉴别诊断。

【见习时数】 2学时。

【见习准备】

1. 眩晕患者。

2. 常见眩晕疾病患者的听力、前庭功能检查资料。

【见习过程】

1. 讲授眩晕的分类、常见疾病的诊断和鉴别诊断、治疗，学生分组在门诊询问常见眩晕患者的病史，并做体格检查。

2. 学生回示教室回顾所看病种的病历摘要、阳性体征，提出疑问及做进一步检查的建议以明确诊断。

3. 学生归纳总结所接触的眩晕病例的特点，分析各病之间的差别及联系，加以鉴别进行常见疾病的诊断。

4. 结合患者的具体实际，带教教师以提问的方式小结。

【病史采集要点】

1. 现病史

（1）发病情况：缓慢或急骤起病，首次发病还是反复发病，眩晕的形式是旋转还是非旋转性的。

（2）发病的原因或诱因：发病前有无感冒，有无烟酒过度、精神或情绪不稳、劳累失眠等因素，有无体位变化。

（3）主要症状

1）眩晕程度如何、有无走路不稳、每次发作持续时间、间隔时间，对生活工作有无影响。

2）有无耳鸣、耳闷，有无自听增强，有无听力下降。

3）有无自主神经症状：血压变化，出汗，面色苍白，腹泻。

（4）伴随症状：发病时有无头痛、畏光畏声，有无意识障碍，是否有上肢麻木。

（5）诊疗情况：在何处就诊过？做过何种检查？用何药物及疗效如何？

（6）一般情况：精神、体力、饮食、大小便如何？

2. 其他相关病史

（1）有无药物过敏史、有无外伤史。

（2）既往史：是否晕车，有无头痛病史，是否有反复类似发作史。

（3）家族史：亲属有无类似疾病、有无晕车者。

【知识精要】

1. 概述　　维持正常的空间位象有赖于视觉、深感觉和前庭系统，这三部分称"平衡三联"。前庭系统及其与中枢联系过程中的任何部位受生理或病理刺激都可能使人产生一种运动幻觉或空间位象体会错误，即眩晕。病人主观感觉自身或外物旋转、摆动、升降及倾斜，常伴有恶心、呕吐、眼球震颤等症状。临床工作中须与头晕和头昏相鉴别。

2. 分类

（1）定位诊断

1）周围性眩晕：前庭感受器至前庭神经颅外段（未出内听道）病变引起。

2）中枢性眩晕：前庭神经颅内段（出内听道）、前庭神经核、核上纤维、和皮层前庭代表区病变引起。

（2）病因（定性）诊断

1）耳源性眩晕：内耳眩晕病（梅尼埃病）；内耳眩晕综合征：良性位置性眩晕、前庭神经元炎、内耳药物中毒、迷路炎。

2）血管性眩晕：椎基底动脉供血不足、延髓背外侧综合征、迷路卒中、脑血管畸形。

3）颅内病变：听神经瘤、小脑肿瘤、颅后凹蛛网膜炎、小脑脓肿、多发性硬化、延髓空洞症、癫痫。

4）眼性眩晕：眼肌病、青光眼、屈光不正等。

5）本体觉性眩晕：脊髓痨、慢性酒精中毒、糙皮病、恶性贫血。

6）全身系统疾病：心血管、脑血管、血液、内分泌及消化系统疾病均可引起眩晕。

3. 临床检查评价

（1）诊室或床旁前庭功能检查：包括直立倾倒试验、原地踏步试验、扭颈试验、体位试验等。

（2）眼球震颤。

（3）眼震电图。

（4）平衡姿势图、前庭诱发肌源性电位。

（5）听功能检查：纯音测听、耳蜗电图等。

（6）影像学检查：头颅 CT、MRI 等以明确有无颞部头部占位、缺血性或出血性疾患。

（7）其他内科检查。

4. 常见眩晕疾病简介

（1）耳源性眩晕：占 70%

1）内耳眩晕病（Meniere 病）：眩晕最常见的病因之一，原因未明。临床特点：①反复发作的眩晕伴恶心、呕吐，平衡障碍。②听神经损害：耳鸣、耳聋，耳聋随发作次数增加而加重，至完全性耳聋发作停止。

2）内耳眩晕综合征

A. 良性位置性眩晕：又称内耳耳石症，发病年龄30～60 岁，以老年人最常见。

临床特点：

（A）某种头位时，突然出现眩晕，历时短暂，数秒至数十秒。

（B）眼震呈旋转性或水平性，持续 10～20 秒，无听力障碍，重复变换头位可诱发。

（C）体位试验阳性可能是唯一的体征。

（D）本病是一种自限性疾病，预后良好，一般 6～8周缓解。

B. 前庭神经元炎：病因尚不清楚，可能为病毒感染或自身免疫性疾病；病变部位在前庭神经末梢、前庭神经元、前庭神经。

临床特点：

（A）本病多发生于 30～50 岁，病前有病毒感染史。

（B）（突然眩晕数小时到数天达高峰，多无耳鸣、耳聋。

（C）明显的自发眼震，多为水平或旋转性。

（D）前庭功能检查显示单侧或双侧反应减弱。

（E）病情数天到 6 周，逐渐恢复，少数病人可复发。

C. 内耳药物中毒：某些药物可引起第 8 对颅神经中毒性损害，多使耳蜗和前庭神经同时受累，如链霉素、苯妥英钠、水杨酸制剂、卡那霉素、庆大霉素、酒精和奎宁等。

临床特点：

（A）急性中毒用药后数日或当日出现眩晕、恶心、呕吐和平衡障碍，停药后症状缓解。

（B）慢性中毒用药后 2～4 周出现眩晕，一段时间内逐渐加重，常伴有耳鸣和听力障碍。

D. 迷路炎：起病较急，多为急、慢性中耳炎的并发症，或由腮腺炎、麻疹及带状疱疹病毒引起。

临床特点：①发热；②发作性眩晕、恶心、呕吐；③进行性耳聋、耳痛；④中耳炎及鼓膜穿孔。其明显的感染症状可与内耳眩晕病相鉴别。

（2）血管性眩晕

1）椎基底动脉供血不足（vertebrobasilar insufficiency）：眩晕最常见病因，临床特点：50 岁以上反复发作的眩晕伴恶心、呕吐、平衡障碍，一般不伴有耳鸣耳聋，但患者多有脑干症状如眼黑、上肢发麻，TCD 可查见椎动脉痉挛。

2）延髓背外侧综合征（Wallenberg syndrome）：病因多为椎动脉或小脑后下动脉血栓形成。

临床主要表现为：

A. 急性起病，眩晕伴恶心呕吐、眼球震。

B. 病变同侧Ⅸ、Ⅹ对颅神经损害：声音嘶哑、吞咽困难、喝水呛咳，病变侧咽反射消失；病变侧 Horner 征。

C. 交叉性感觉障碍，病变侧共济失调。

3）迷路卒中（labyrinthine apoplexy）：又称内听动脉血栓形成，也可由内听动脉痉挛、栓塞或出血所致。

临床特点：

A. 急性发作的眩晕，伴有耳鸣及听力障碍。

B. 可伴有剧烈的恶心、呕吐、面白。

4）颈性眩晕（cervical vertigo）：也称椎动脉压迫综合征。病因可能是颈部病变对椎动脉压迫而至椎动脉缺血，现代研究认为也可能与交感神经受刺激有关，常见病因有颈椎病、颈部肿瘤及畸形等，其中以颈椎病最常见。

临床特点：

A. 反复发作的眩晕伴恶心、呕吐，平衡障碍。

B. 发作与头部突然转动有关，症状持续时间短暂。

（3）中枢病变性眩晕：前庭性偏头痛，大脑皮层异常放电所致。

临床特点：

A. 至少 5 次，持续 5 分钟至 72 小时的中重度前庭症状。

B. 可能有视觉先兆，可于过度劳累放松或过度兴奋后出现。

C. 有 50%患者眩晕发作前伴有偏头痛症状，其头痛多位于一侧、脉动性、日常体力活动会加剧头痛。

D. 可伴有听力下降、耳鸣、耳聋等，有的患者可有畏光畏声现象。

E. 需排除其他前庭和头痛疾病。

（4）功能性眩晕：植物神经（自由神经）功能紊乱所引起的眩晕以女性多见，常有情绪不稳、精神紧张和过劳有关。

临床特点：主要表现眩晕，可伴有恶心、呕吐；眩晕多呈发作性，可持续数小时到数天；常伴有较多的神经官能性症状和主诉，无神经系统器质性体征。

5. 眩晕的治疗

（1）发作期的治疗

1）发作期的一般治疗：①注意防止摔倒、跌伤；②安静休息，择最适体位，避声光刺激；③适量控制水和盐的摄入，以减免内耳迷路和前庭核的水肿。

2）发作期的对症治疗：镇静、脱水、扩血管药物促前庭康复、止呕吐，合并焦虑抑郁者进行心理治疗、服用相关药物。

（2）间歇期的治疗

查找病因：病因明确者积极防治，进行前庭康复训练，适量运动。

防止复发：避免激动、精神刺激、暴饮暴食、水盐过量和忌烟酒。

危险因素：防止血压过高和过低；避免头位剧烈变动等。

笔记栏

（杨　丽　艾文彬）

见习十四 颈部疾病

【见习要求】 掌握颈部疾病的临床表现及发病情况，诊断、鉴别诊断与治疗。

【见习时数】 4学时。

【见习准备】

1. 典型患者。

2. 典型颈部疾病的CT片及其他检查资料。

【见习过程】

1. 讲授病史采集、体格检查要点，学生分组进病房采集病史，并做体格检查。

2. 学生回示教室汇报病历摘要、阳性体征，提出必要的辅助检查并说明其目的；带教教师结合CT讲解上述疾病的特点。

3. 学生归纳总结病例特点，作出完整的诊断，并说明诊断依据。

4. 结合患者的具体实际，带教教师以提问的方式小结。

【病史采集要点】

1. 现病史

（1）发病情况：起病缓急、发病时间。

（2）发病的原因或诱因。

（3）主要症状。

（4）伴随症状。

（5）诊疗情况：在何处就诊过？做过何种检查？用何药物及疗效如何？

（6）一般情况：精神、体力、饮食、大小便如何？

2. 其他相关病史

（1）有无药物过敏史。

（2）既往史。

（3）个人史：吸烟史、职业史。

【知识精要】

1. 颈部肿块的特征。

3个七：7天者多为炎症，7个月者多为肿瘤，7年者多为先天性肿块。

4个八：八成（80%）是肿瘤，其中八成（80%）是恶性，恶性中八成（80%）是淋巴结转移，原发癌中八成（80%）来自锁骨以上。

2. 颈部良性肿瘤　颈部良性肿瘤以甲状腺腺瘤，涎腺混合瘤最常见，其次为神经鞘膜瘤、血管瘤、脂肪瘤及纤维瘤。

（1）神经鞘膜瘤：孤立性无痛性肿块，生长缓慢，呈圆形或椭圆形，边界清楚，左右活动好，上下活动受限，伴或不伴有神经压迫症状，如声嘶，伸舌偏斜，霍纳综合征，病侧膈肌升高，即可作出诊断。影像学检查如B超、CT、MRI、DSA检查可进一步明确诊断。

（2）血管瘤

1）毛细血管瘤：毛细血管瘤诊断较容易。

2）海绵状血管瘤：海绵状血管瘤有时须与淋巴瘤鉴别，穿刺抽获血液，即可诊断。临床上发现颈部海绵状血管瘤常同时伴有口腔、咽、喉部黏膜病变，故应常规进行间接喉镜或纤维喉镜检查，以了解咽、喉病变情况。MRI检查有助于了解肿瘤侵犯深层组织情况。

3）混合瘤。

（3）脂肪瘤

1）临床表现：可为单发、多发或弥漫性生长。生长缓慢，常无意发现。弥漫性脂肪瘤者可压迫神经，引起神经受压症状，或引起颈部活动受限，甚至影响呼吸及吞咽功能。

2）诊断：触诊肿块质软，分叶状，分界不清，位于皮下者，与皮肤有一定黏连，活动度较小。位于深部组织者，有时难以与神经鞘膜瘤，淋巴结肿大鉴别。B 超和 MRI 检查可明确诊断。

3）处理原则：手术切除。

（4）纤维瘤：较为少见。

1）临床表现：边界清楚，质硬，表面光滑，无压痛，与周围组织无粘连，可活动，多位于颈侧，可单发或多发，很少出现症状，应与淋巴结肿大，神经纤维瘤鉴别。

2）处理原则：较大者手术切除，较小者予以观察。

3. 转移性恶性肿瘤 颈部肿瘤中以转移性恶性肿瘤占多数，在转移性恶性肿瘤中大多数来自头颈部原发性肿瘤（约占 80%），少数来自胸、腹及盆腔等处肿瘤，极少数原发部位不明。

（1）分类

1）头颈部的转移性恶性肿瘤：①鼻咽癌；②扁桃体恶性肿瘤；③下咽癌；④喉癌；⑤甲状腺癌；⑥鼻腔鼻窦恶性肿瘤；⑦颌面及口腔恶性肿瘤。

2）胸腹腔恶性肿瘤的转移性恶性肿瘤。

3）原发灶不明的转移性恶性肿瘤诊断。

（2）寻找原发灶

1）仔细询问病史。

2）肿瘤的位置：位于颈上 2/3 处，原发灶可能来自鼻腔、鼻窦、鼻咽、口咽、下咽、喉，舌等部位；位于颈下 1/3 处，原发灶可能来自甲状腺、胸、腹腔等器官。

3）一般检查。

4）内镜检查。

5）超声检查。

6）影像学检查。

7）放射性核素扫描。

8）血清学检查。

9）活检。

4. 原发性恶性肿瘤

（1）恶性淋巴瘤。

（2）神经源性恶性肿瘤。

【复习思考题】

病例分析 患者，男，45 岁，发现右侧颈部肿块3 月。

问题：

（1）怎样进一步询问病史，应考虑有哪些诊断？

（2）应进一步做哪些检查？

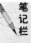

（张先锋 石大志）

见习十五 耳鼻咽喉-头颈外科常用治疗操作方法

【见习要求】 熟悉耳鼻咽喉-头颈外科的常用治疗方法和适应证。

【见习时数】 4 学时。

【见习准备】　常用操作的器械和典型患者。

【见习过程】

1. 讲授各项操作的适应证，操作方法和可能出现的并发症。

2. 示范操作；观看录像。

3. 基本治疗操作考核。

【见习内容】

1. 前后鼻孔填塞　前后鼻孔填塞是一种用凡士林纱条加压止血的方法。在出血部位直接加压相当时间，使破损血管重新闭合，达到止血的目的。

2. 鼻负压置换疗法　患者取仰卧垂头位，将带有负压吸引的橄榄头放入注好药液的鼻腔进行负压吸引，同时指压另一侧鼻翼使该侧鼻孔关闭，嘱患者匀缓发出"开…"音，此时对侧前鼻孔加鼻咽齐闭，使鼻腔-鼻咽腔共为一封闭腔且呈负压状态，1～2s 移开治疗侧橄榄头，松开指压侧手指，"开…"音短暂中断，此时"三口"齐开，鼻腔-鼻咽腔内压力恢复正常，如此交替进行，共施行 1min 后停止治疗，若另一侧鼻窦也有病变，可依法施之，或一开始就双侧鼻腔同时滴药，左右交替进行；年幼不能合作者，应告其尽量张口，可任其哭叫，因哭叫也近乎于发"开…"音。

3. 鼻腔冲洗

（1）适应证：鼻腔冲洗主要用以治疗萎缩性鼻炎、干酪性鼻炎或鼻腔真菌性感染。现今此法已扩展到多种鼻腔疾病的治疗和鼻、鼻窦手术后、放疗后的常规护理。

（2）步骤

1）将盛有消毒温盐水 500ml 的灌肠器高悬，其底部与患者头顶等高。

2）患者直坐，头稍向前俯。一手托大弯盘，另一手拿橄榄头的橡皮管，将橄榄头塞于一侧鼻孔内。

3）嘱患者张口自然呼吸，慢慢打开流水阀，使水缓缓冲入鼻腔而至鼻咽部后，经口或从另侧鼻腔流出至弯盘内。

4）两侧鼻腔可交替灌洗，原则上先冲洗病变较重一侧。

4. 鼻腔黏膜下注射

（1）适应证：在鼻腔不同部位的黏膜下，注射不同药物，用以治疗慢性肥厚性鼻炎、慢性单纯性鼻炎，变态反应性鼻炎、鼻出血等。

（2）禁忌证：鼻腔急性炎症、妇女妊娠与月经期勿用。

（3）方法：患者坐位或半坐位，1%～2%丁卡因棉片贴于注射部位。根据治疗目的，采用不同用药与注射部位。

5. 雾化吸入治疗

（1）适应证：雾化吸入法可将药液喷雾成细颗粒状均匀地分布于咽部，适用于慢性咽部炎症、萎缩性咽炎、咽部干燥等症。

（2）常用于雾化吸入治疗的药物有：抗生素、糖皮质激素等。

（3）方法：将药物注入雾化吸入器，患者口含雾化器之喷出口。打开雾化吸入器开关，使药物雾化。嘱患者自然呼吸，使药液吸入咽部。每日 1～2 次，每疗程 3 天。

6. 外耳道冲洗法

（1）适应证：冲洗外耳道用于清除已润化的耵聍或某些外耳道异物。

（2）冲洗方法

1）患者取侧坐位，头偏向健侧，接水弯盘放在患侧耳垂下方,紧贴皮肤。

2)操作者左手将患侧耳廓轻轻向后上(小儿向后下)牵拉,右手取吸满温热生理盐水的冲洗器置于外耳道口,向外耳道后上壁方向冲洗,冲洗液进入外耳道深部借回流力量将耵聍或异物冲出。

3)反复冲洗,直至耵聍或异物冲出为止。

4)最后用干棉签拭干外耳道。

(3)注意事项

1)有急慢性化脓性中耳炎等鼓膜穿孔者忌用。

2)冲洗液的温度宜接近体温,以免过冷或过热引起迷路刺激症状。

3)冲洗方向必须斜对外耳道后上壁。直对鼓膜可引起鼓膜损伤;直对耵聍或异物,可将其冲向外耳道深部,不利取出。

7. 鼓膜穿刺术 鼓膜穿刺术既是某些中耳疾病的重要的诊断方法,又是行之有效的治疗方法。

(1)适应证:分泌性中耳炎,鼓室内有积液。

(2)术前准备

1)备好无菌消毒的穿刺针头,针头斜面部分要短,约1mm,坡度要小。接2ml注射器。

2)用75%乙醇消毒外耳道。

(3)麻醉和体位

1)成人取坐位,儿童最好采用卧位,也有取与检耳时相同的体位。

2)麻醉:在鼓膜表面用浸有鼓膜麻醉剂(含等量的石炭酸、可卡因结晶和薄荷脑混合而成)或1%~2%丁卡因液的棉片麻醉10~15min。

(4)手术步骤

1)选用适当大小的无菌耳镜显露鼓膜,并用一手的拇指和食指固定耳镜。

2）另一手持穿刺针从鼓膜的后下或前下象限刺入鼓膜，进入鼓室，固定好，抽吸积液。

3）取出穿刺针，用波氏球行咽鼓管吹张，以将鼓室内残留的液体吹出，用卷棉子将吹入外耳道内的液体拭净。

8. 鼓膜切开术

（1）适应证：鼓膜切开术用于治疗下列中耳炎症。

1）急性化脓性中耳炎鼓膜充血，向外膨隆，或有乳头状突出，提示鼓室内脓液积聚，尚未穿破鼓膜。

2）急性化脓性中耳炎，虽已穿孔，但穿孔很小，引流不畅，发热和局部疼痛等症状不缓解。

3）可疑有并发症，但尚无须立即行乳突凿开术者。

4）分泌性中耳炎、航空性中耳炎行鼓膜穿刺治疗无效者。

（2）禁忌证

1）鼓室内颈静脉球体瘤和颈静脉球高位。

2）严重心脏病及血液病者。

（3）术前准备

1）备好无菌消毒的手术器械，包括耳镜、鼓膜切开刀、卷棉子和吸引管。

2）用75%乙醇消毒外耳道。

（4）麻醉和体位

1）局麻取坐位，全麻取卧位，患耳向上。

2）麻醉：成人同鼓膜穿刺术，小儿用全身麻醉。

（5）手术步骤

1）用75%乙醇消毒外耳道和鼓膜。

2）选用适当大小的消毒耳镜显露鼓膜，并用一手的拇指和食指固定耳镜。

3）另一手持鼓膜切开刀从鼓膜的后下象限向前下象限、或从前下象限向后下象限距鼓膜缘约 2mm 作弧形切口，或在前下象限做放射状切口（注意仅切开鼓膜，不可过深，以免损伤鼓室黏膜和听小骨等重要结构。切口不可过小，应为鼓膜周长的 1/3～1/2，以保证引流通畅）。

4）切开后，急性化脓性中耳炎的脓液要作细菌培养和药物敏感试验，然后用吸引器吸尽脓液，滴入抗生素滴耳液。

（6）术后处理

1）及时清除流入外耳道内的分泌物或脓液，保持引流通畅。

2）局部滴用抗生素滴耳液。

3）中耳炎症消散后，切口将自行愈合，且较平整。

（7）手术并发症

1）损伤听小骨：弧形切口后端位置过高，刀尖进入过深，损伤镫骨，甚至损伤卵圆窗（前庭窗）引起外淋巴瘘。

2）损伤颈静脉球：部分人解剖变异，颈静脉球凸入下鼓室，且骨壁缺如；或小儿中耳腔骨壁尚未发育完全，切开鼓膜时切口过靠下，有可能损伤颈静脉球，引起出血。如遇这种情况，需作耳道内填压，可以止血。

9. 上颌窦穿刺冲洗

（1）适应证

1）诊断、治疗急慢性或急性复发性上颌窦炎。

2）用于上颌窦病变组织活检。

（2）禁忌证

1）鼻部局部炎症未经控制的。

2）有明显的全身症状。

3）有明显的出血倾向。

4）小于 7 岁的患者。

（3）操作注意点

1）知情同意。

2）鼻腔表面麻醉。

3）在距离下鼻甲前端 1～1.5cm 下鼻甲附着稍下方作为穿刺点。

4）朝同侧耳廓上缘进针，有突破感后即停。

5）回抽有脓液或空气判断是否在窦内。（脓液送检）

6）冲洗时注意患者生命体征，观察颜面部眼球，若阻力较大应停止，见脓液记录其性质和量。

7）拔针如有出血应该按鼻出血处理。

（4）并发症

1）面颊部气肿或感染。

2）眶内气肿及感染。

3）翼腭窝感染。

4）气栓（头低位或左侧卧位）。

（石大志　张先锋）

见习十六　耳鼻咽喉-头颈外科常用检查考核标准

【考核内容】

1. 耳鼻咽喉-头颈外科常用检查器械的使用

（1）前鼻镜。

（2）间接鼻咽镜和喉镜。

（3）音叉。

（4）耳镜。

（5）压舌板。

2. 耳鼻咽喉-头颈外科常用检查操作的考核

（1）耳的一般检查：掌握耳廓及外耳道鼓膜的检查，包括徒手检查法及耳镜检查。

（2）鼻和鼻窦检查法：掌握外鼻、鼻腔及鼻窦的检查，包手前鼻镜检查、后鼻镜检查及体位引流法。

（3）喉咽部检查：掌握鼻咽、口咽、喉咽及喉部的检查，包括间接鼻咽镜及间接喉镜检查。

【考核方法】

1. 操作考核为耳鼻咽喉-头颈外科的考试内容，考试成绩按 10% 记入总成绩。

2. 考生随机抽取以上操作 1 项，每项操作 7 分钟内独立完成，适当更改临床情景。

【评分标准】

1. 耳的一般检查法

题干		（1）3 岁男孩，1 小时前患儿在水中嬉闹后挠耳并哭诉右耳痛，请进行耳科专科检查耳廓无异常、外耳道皮肤正常，可见黄色异物嵌顿于外耳道内，鼓膜被完全遮挡		
		（2）家属述 1 天前右耳中进一粒黄豆，请做相应处理		
项目	项目分	内容及评分标准	满分	得分
准备	10 分	医师的准备：穿工作服，戴口罩，帽子，洗手	2	
		核对床号、姓名	3	
		告知患者家属检查的目的及由检查带来的不适症状并征得同意	2	
		用物准备：耳鼻喉科诊疗台或检查台、光源、额镜、盯聆钩、卷棉子、耳镜、电耳镜、鼓气耳镜、耳科检查模型（耳道内有黄豆异物）、盯聆钩、无水乙醇等	3	

项目	项目分	内容及评分标准	满分	得分
操作过程	80分	询问患者家属耳痛相关病史：耳痛侧别、时间、病因、诱发因素、缓解因素。是否伴有听力下降、眩晕、耳鸣、耳流分泌物，既往有无药物过敏史及耳部疾病史等	4	
		先检查健耳，再检查患耳	2	
		受检者体位：儿童可由家属或护士将之搂抱在怀中坐好，一手绕过儿童的胸前，一手按住额部，双膝将受检儿童双腿夹住。侧坐、受检耳朝检查者、两手置膝上、上腰直、头正	3	
		视诊：观察耳廓有无畸形，耳周有无红、肿、瘘口、瘢痕、赘生物等	3	
		触诊：检查者触诊两侧乳突区有无压痛，耳周淋巴结是否肿大。有无耳屏压痛或时出现疼痛（由裁判回答右耳廓牵拉疼痛）	3	
		嗅诊和听诊：有无分泌物，是否有特殊臭味。有无他觉性耳鸣等	3	
		光源置于患者一侧后上方约15cm	2	
		检查者与患者距离距离25～40cm	2	
		戴额镜前调节双球关节的松紧度，使镜面能灵活转动于任何位置，又不至于松滑坠落为宜	2	
		调整额带圈至适合头围大小	2	
		将额镜带于前额，与光源同侧	2	
		对光：额镜反射光的焦点调节到患者需要检查的部位；瞳孔、镜孔、反光焦点和检查部位成一直线，另一眼不闭	6	
		保证额镜不晃动	2	
		额镜反光焦点对准外耳道口	2	
		不过度弯腰扭颈而迁就光源	2	
		徒手检查手法规范，检查时用双手法，操作时单手法，检查婴幼儿时牵拉耳廓的方向为后下方牵拉	6	
		描述外耳道及鼓膜所见	2	

续表

项目	项目分	内容及评分标准	满分	得分
操作过程	80分	检查不清时行耳镜检查、电耳镜及鼓气耳镜检查	8	
		检查时耳镜勿超过软骨部和骨部交界处	4	
		检查右耳,外耳道皮肤正常,可见黄色异物嵌顿于外耳道内,鼓膜被完全遮挡	4	
		告知患者家属为右侧外耳道异物,行异物取出术,可能出现耳道出血、患者不合作、鼓膜损伤等并发症,并签字同意	2	
		无水乙醇滴入右侧外耳道内数分钟,待黄豆皱缩	2	
		单手法操作,耵聍钩在异物与外耳道壁之间进入,绕过异物钩出	5	
		擦拭分泌物后观察外耳道有无损伤,鼓膜观察鼓膜的色泽、活动度,以及有无穿孔等	2	
		整理用物,洗手并记录	2	
		操作结束后向患者交代检查情况	3	
注意事项	10分	记录诊断结果(右侧外耳异物)	5	
		操作熟练,注意人文关怀	5	
合计			100	

2. 鼻腔鼻窦检查法

题干	(1)患者,男性,54岁,左侧反复头痛3月,发作时难以耐受,以上午明显,曾行头颅MRI未见异常。患者既往有"鼻炎"病史,左侧持续性鼻塞,请你行相关检查。
	(2)检查发现左侧中鼻道内黄色脓性分泌物,请你行进一步检查及处理

项目	项目分	内容及评分标准	满分	得分
准备	10分	医师的准备:穿工作服,戴口罩,帽子,洗手	2	
		核对床号、姓名	3	
		告知患者及家属检查的目的及由检查带来的不适症状并征得同意	2	
		用物准备:耳鼻喉科诊疗台、光源、额镜、前鼻镜、枪状镊、弯盘、1%丁卡因、1%麻黄素液等	3	

续表

项目	项目分	内容及评分标准	满分	得分
操作过程	80分	询问患者家属鼻塞、流脓血涕相关病史：鼻塞、流脓涕侧别、时间、病因、诱发因素、缓解因素。是否伴有鼻出血、头痛、嗅觉下降、喷嚏等，既往有无药物过敏史及鼻部疾病史等	4	
		体位：受检者坐位，双腿并拢，双手置于双膝上，身体稍前倾，检查者与患者距离距离25～40cm	4	
		观察鼻外形无畸形、酒糟鼻、鞍鼻、蛙状鼻、观察眼球运动有无障碍；牙龈、硬腭有无溃烂；软腭抬举有无障碍、各鼻窦区皮肤无异常	4	
		触摸鼻有无压痛，鼻骨有无中断	3	
		检查各鼻窦有无压痛	2	
		戴额镜前调节双球关节的松紧度，使镜面能灵活转动于任何位置，又不至于松滑坠落为宜	3	
		光源置于患者一侧耳后上方约15cm	3	
		戴镜：调整额带圈至适合头围大小，将额镜带于前额，与光源同侧	4	
		对光：额镜反射光的焦点调节到患者需要检查的部位；瞳孔、镜孔、反光焦点和检查部位成一直线，另一眼不闭	6	
		徒手法检查患者鼻前庭，用拇指将鼻尖抬起，检查皮肤有无红肿、糜烂、溃疡、皲裂、结痂、肿块和鼻毛脱落	3	
		前鼻镜检查：先将鼻镜的两叶合拢伸入鼻前庭，鼻镜不能超过鼻阈。退镜时两叶轻轻张开，抬起鼻翼	3	
		第一位置：头稍低，观察鼻腔底部、下鼻甲、下鼻道及鼻中隔前下部	3	
		第二位置：头后仰30°，检查鼻中隔中段、中鼻甲、中鼻道和嗅裂一部分	3	
		第三位置：头后仰60°，检查鼻中隔上部、中鼻甲前端、鼻丘、嗅裂与中鼻道前部	3	

续表

项目	项目分	内容及评分标准	满分	得分
操作过程	80分	观察鼻甲黏膜有无肿胀、息肉样变，注意各鼻道中有无异物、分泌物或新生物	4	
		前鼻镜退出时微微张开，以免夹持鼻毛	5	
		1%麻黄素收缩鼻黏膜，使各窦口通畅，嘱患者固定于所要求的位置15分钟	2	
		额窦：头直立	2	
		上颌窦炎，头前倾90°，患侧居上	2	
		前组筛窦炎，头位稍向后倾	2	
		后组筛窦炎，头位稍向前倾	2	
		蝶窦炎，低头位，亦可取坐位，下肢自然分开，屈身，头垂抵膝	3	
		鼻窦体位引流的目的：通过判断分泌物的来源，借以确定患者是否有鼻窦炎	3	
		整理用物，洗手并记录	2	
		操作结束后向患者交代检查情况	5	
注意事项	10分	操作熟练，检查结果记录清楚	5	
		注意人文关怀	5	
合计			100	

3. 咽喉部检查

项目	项目分	内容及评分标准	满分	得分
题干		患者，男，56岁，咽部异物感2月，声音嘶哑1月，逐渐加重。请检查咽喉部情况并记录检查所见		
准备	10分	医师的准备：穿工作服、戴口罩、帽子、洗手	2	
		核对受检者信息（姓名、性别、年龄等）	2	
		患者知情同意	2	
		监测生命体征	2	
		用物准备：耳鼻喉科诊疗台、光源、额镜、前鼻镜、间接鼻咽镜、间接喉镜、压舌板、纱布、酒精灯、1%丁卡因等	2	

续表

项目	项目分	内容及评分标准	满分	得分
操作过程	80分	询问病史：咽部异物感、声音嘶哑时间、程度、病因，缓解因素，既往病史等	4	
		受检者坐位，双腿并拢，检查者与患者距离距离 25～40cm	4	
		戴额镜前调节双球关节的松紧度，使镜面能灵活转动于任何位置，又不至于松滑坠落为宜	3	
		光源置于患者一侧耳后上方约 15cm	2	
		戴镜：调整额带圈至适合头围大小，将额镜带于前额，与光源同侧	4	
		对光：额镜反射光的焦点调节到患者需要检查的部位；瞳孔、镜孔、反光焦点和检查部位成一直线，另一眼不闭	8	
		口咽部检查：观察唇黏膜，张口运动，观察牙龈、口腔黏膜、舌、口底、唾液腺开口等情况	2	
		用压舌板压舌前 2/3 处，观察硬腭、软腭及悬雍垂是否对称，有无充血、肿胀、溃疡等，并嘱患者发"啊"声，观察软腭运动情况	2	
		检查舌腭弓、咽腭弓黏膜有无充血和肿胀	2	
		检查扁桃体。注意肿大程度、隐窝表面有无伪膜或角化物，并用另一压舌板挤压舌腭弓，视有无分泌物自隐窝溢出	2	
		间接鼻咽镜检查：体位相同，对光焦点在咽后壁	2	
		将间接鼻咽镜面在酒精灯上加热，在检查者手背上试温，温而不烫	3	
		嘱被检查者平静用鼻呼吸	2	
		左手持压舌板将舌前 2/3 压下，右手持镜（镜面朝上）从左侧口角送至软腭与咽后壁之间	5	
		调整镜面呈 45° 倾斜，转动镜面，观察软腭背面、鼻中隔后缘、后鼻孔及各个鼻甲及鼻道的后端有无充血、粗糙、出血、溃疡、隆起及新生物。观察咽鼓管圆枕、咽鼓管咽口、咽隐窝、腺样体	6	

续表

项目	项目分	内容及评分标准	满分	得分
操作过程	80分	间接喉镜检查(图1-3、彩图1-3):嘱患者张口,伸舌,用纱布裹住舌前1/3	3	
		左手拇指和中指捏住舌前部,将其向前下方拉	2	
		食指抵住上唇,以求固定	2	
		右手持间接喉镜,将镜面稍加热	3	
		在手背上试温	2	
		确认不烫手后,将其放入口咽部,镜面向前下	2	
		镜背将悬雍垂和软腭推向后上方	3	
		检查并口述所见结构:舌根、会厌谷、喉咽后壁和侧壁	3	
		嘱患者发"衣"声,检查并口述所见结构:会厌喉面、杓间区、杓会厌皱襞、声门、室带、声带、声门下,并描述声带运动是否正常	4	
		视诊喉体是否增大,颈部是否有肿块	2	
		分区触诊颈部	3	
注意事项	10分	详细记录检查情况	5	
		配合良好,操作熟练,注意人文关怀	5	
合计			100	

(石大志)

第二篇 口腔科学

见习十七 口腔专科检查

【见习要求】

1. 熟悉口腔常规检查方法和内容。

2. 熟悉几个重要的名词概念,申请单的书写。

3. 了解口腔特殊检查的方法和内容。

4. 了解口腔综合治疗台大致结构、原理及操作方法。

【见习时数】 4学时。

【见习准备】

1. 多媒体示教工具。

2. 一次性口腔器械检查盘每个学生1套。

3. 每2个学生1台牙科综合治疗台。

【见习过程】

1. 学生在多媒体示教室观看口腔检查多媒体示教30分钟。

2. 教师简要介绍口腔诊室、治疗台的消毒情况及综合治疗台的大致结构、原理及保养,并示范常规操作要领。

3. 每2个学生一组互相作口腔常规检查。

4. 将检查结果记录在门诊病历上。

5. 每组作交换核对检查结果并讨论更正。

6. 教师出示根尖周炎的X线片(根尖脓肿、根尖肉芽肿、根尖周囊肿)。示范牙髓活力及根管长度测定。

【知识精要】

1. 重要专业术语

(1)开口型:下颌颏点张口运动的轨迹。

（2）张口度：大张口时上下中切牙切缘之间的距离。

1）正常人的张口度：约相当于自身示指、中指、无名指三指末节合拢时的宽度，平均3.7cm。

2）张口受限：临床上可分为4度：①轻度张口受限：上下切牙切缘间距仅可置入2横指，约2～2.5cm左右；②中度张口受限：上下切牙切缘间距仅可置入1横指，约1～2cm左右；③重度张口受限：上下切牙切缘间距不到1横指，约1cm以内；④完全性张口受限：完全不能张口，也称牙关紧闭。

2. 口腔常规检查

（1）常用检查器械及用途

1）口镜：牵引唇、颊、或推压舌体等软组织；反映检查者视线不能直达部位的影像以便观察；反射并聚光于被检查部位以增强照明；柄可作叩诊用。

2）口腔专用镊子：夹持敷料、药物；夹除异物及腐败组织；检查牙齿的松动度；柄可作叩诊用。

3）探针：探查牙体缺损的范围、深度及硬度；探查牙体组织的感觉，发现敏感点及穿髓孔；探试窦道的方向、根分歧病变及悬突等。

（2）检查前准备

1）检查体位：患者位牙科椅上取仰卧位，检查上颌牙时，上牙咬合面与地面成45°～60°角，高度与医师肘部平齐；检查下颌牙时，下牙咬合面与地平面平行。医师常坐位于患者的右后方。

2）光源：自然光为最理想；灯光要集中投射入口腔检查部位。

（3）常规检查方法

1）问诊：弄清患者的主诉、现病史、既往史和家族史。

2）视诊：①牙齿：排列及咬合关系；数目、形态、颜色是否正常；有无龋病、残冠及牙石；②牙龈：形态、颜色、质地的变化；是不有出血、溢脓；③口腔黏膜：色泽是否正常，上皮覆盖是否完整；有无疱疹、糜烂、溃疡、肿块、瘢痕、过角化及色素沉着；④舌：舌苔、颜色、表面有无沟裂或溃疡；舌乳头有无肿胀或消失；舌体有无肿胀或畸形；运动和感觉有无异常。

3）探诊：①牙齿有无龋坏，确定其部位、深浅、有无探痛以及牙髓是否暴露；②探查充填物边缘与牙体是否密合及有无继发龋；③探险测牙本质过敏的敏感部位；④用牙周探针探查牙周袋的深度，龈下牙石的情况；⑤窦道的方向。

4）叩诊：①垂直叩诊主要检查根尖区病变；②侧方叩诊是检查牙周膜 某一侧的病变；③叩诊不能用力过大，应先叩邻近正常牙，后叩病牙以便对照。

5）触诊：①观察有无溢脓、压痛或波动感；②了解有无创伤性咬合存在；③检查牙的松动度：Ⅰ度松动牙齿向唇（颊）舌侧方向活动幅度在 1mm 以内；Ⅱ度松动牙齿向唇（颊）舌侧方向活动幅度在 1~2mm 以内且伴有近远中方向活动；Ⅲ度松动牙齿向唇（颊）舌侧方向活动幅度在 2mm 以上且伴有近远中方向活动及垂直向多方向活动。

6）嗅诊：借助医师的嗅觉以助诊断。如坏疽的牙髓组织有特殊的腐败味，而坏死性龈炎则有更特殊的腥臭味；某些全身性疾病，如糖尿病患者其口内常有丙酮样或"烂苹果"气味。

7）咬诊：了解患者咬合时牙齿有无疼痛；发现及查明早接触点在牙齿上的具体部位及范围。常用空咬法及咬实物法二种。

3. 口腔特殊检查

（1）牙周探诊

1）器械：有刻度的钝头牙周探针。

2）目的：了解牙周袋的范围、深度及牙齿的附着关系。

3）检查要点：支点应稳，探针尽可能靠牙面，与牙长轴方向一致，力量轻微。

（2）牙周袋测量

1）器械：有刻度的钝头牙周探针。

2）目的：测量牙周袋的深度，了解牙周破坏的严重程度。

3）方法和记录：按牙的颊（唇）舌（腭）侧之近、中远三点作测量记录，检查龈缘到袋底的深度。

4）两位数字系统牙位记录方法：其第一个数字表示象限，恒牙以1~4分别表示左右上下四个象限，即1（右上）、2（左上）、3（左下）、4（右下）。

5）附着水平：附着水平=牙周袋深度-龈缘至釉牙骨质界的距离。

（3）牙髓活力测试

1）原理：正常牙髓对温度和电流的刺激有一定的耐受量。当牙髓有病变时刺激阈就会发生变化，因此临床上常用牙髓对温度或电流的不反应来协助诊断是否有病变以及牙髓的活力是否存在。

2）方法：①温度诊。冷试法：用冷水、冰棒等先下颌后上颌牙，先后牙后前牙，以相邻牙或对侧同名牙为对照逐个测试；②髓电活力测定：用电活力测定计来进行测试，以相邻牙或对侧同名牙作为对照。

3）临床意义：临床上年龄、月经期、牙外伤后、精神因素对牙髓活力有增强作用。

（唐西清）

见习十八　颌面部专科检查

【见习要求】

1. 掌握口腔颌面部患者的病史采集和病历书写。

2. 熟悉口腔颌面常规检查方法和内容。

3. 了解颌面部特殊检查的方法和内容。

4. 每人完成口腔门诊病历 1 份。

5. 了解口腔常用器械的使用及保养。

【见习时数】　4 学时。

【见习准备】

1. 多媒体示教工具。

2. 一次性口腔常规器械检查盘每个学生 1 套。

3. 每 2 个学生 1 台牙科综合治疗台。

【见习过程】

1. 教师讲解口腔常用器械的使用及保养。

2. 多媒体示教颌面部常规检查内容和方法。

3. 示教口腔科患者接诊的专科特点。

4. 讲授病史的采集，示教颌面部检查要点，学生俩人一组相互检查以“冠周炎”为例采集病史并做专科体格检查。

5. 学生归纳总结病例特点，作出诊断，并说明诊断依据。写出1份完整口腔门诊病历交由教师修改。

【知识要点】

1. 常规检查

（1）表情与意识神态：颌面部表情的变化既是某些口腔疾病的表征，又是各种全身疾病的反应。依据面部的表情，可了解患者的意识状态、性格、体质及病情的轻重等。

（2）外形与色泽：观察颌面部外形左右是否对称，上、中、下比例是否协调，有无突出或凹陷；皮肤色泽、质地和弹性的变化。

（3）颌面部器官

1）常规检查眼、外耳、鼻有无缺损畸形及缺损的部位及范围，睑裂的大小、活动度及眶间距。

2）颌面部外伤患者：要注意瞳孔的大小、形态、对光反射情况，了解有无颅脑损伤；注意检查有无脑脊液耳漏或鼻漏，前者表明有颅中窝骨折后者代表伴发颅前窝骨折。若外耳道仅表现为出血，则可能为踝状突骨折。

3）上颌骨肿瘤患者：注意有无鼻堵塞或血性分泌物，有无眼球突出及运动障碍。

4）病变部位和性质：①病变区皮肤的温度、湿度、硬度及弹性；②病变的范围、深度、形态与大小；③有无捻发音、波动感、触痛；④与深部组织和皮肤或黏膜的关系，病变能否活动；⑤对口腔颌面部的瘘道、窦道，可进行探诊，必要时进行造影检查方向和深度；⑥对畸形不对称者，应区别是一侧肿大还是另一侧萎缩。

（4）颌面部骨骼的检查：包括眼眶、颧骨、颧弓、上颌骨、鼻骨、下颌骨的检查。检查时注意：①大小、对称性、连续性、有无台阶或凹陷缺损；②有无骨擦音、压痛或异常活动；③对颌骨膨隆者，有无乒乓感或波动感。

1）听诊：①腭裂患儿：腭裂语音；②舌根部肿块：含橄榄音；③颞下颌关节紊乱综合征：关节弹响。

2）颌面部淋巴结的检查：①体位：患者取坐位，检查者站在右前方或右后方，患者头稍低，略偏向检查侧，使皮肤、仙肉放松；②手法：手指紧贴检查部位，滑动扣诊；③顺序：从枕部开始，沿耳后、耳前、腮腺、颊部、颌下、颏下、再沿胸锁乳突肌前缘及后缘、颈前后三角，直至锁骨上窝；④内容：淋巴结的大小、所在部位、数目、硬度、活动度、有无压痛或波动感，与皮肤有无粘连。

（5）颞下颌关节检查

1）外形及关节活动度：是否对称；各部位大小长度是否正常；两侧运动是否协调一致；观察颏前点是否居中，面下 1/3 是否正常；面部有无压痛，髁突是否有异常活动。

2）髁突活动度的检查：①以双手食指或中指分别置于两侧耳屏前（即髁突外侧），患难与共者作张闭口运动时，感触髁状突活动度；②将两小手指伸入外耳道内，向前方触诊，可触及髁突之活动及冲击感。

3）咀嚼肌：依次检查各肌有无压痛点（上颌结节后方为翼外肌的触压点）、双侧运动是否协调对称。

4）下颌运动：检查下颌开闭运动、前伸运动和侧向运动是不协调、有无疼痛、弹响或杂音，张口度是否正常，张口型有无偏斜。有弹响时观察发生的时间、性质、次数和响度等。

5）合关系：咬合关系、覆盖、覆合是否正常；磨耗程度是否一致；有无牙缺失及缺失的时间。

（6）涎腺检查

重点是三对大涎腺。检查顺序及内容包括：

1）面部对称性。

2）各腺体所处的解剖标志是否存在。

3）面神经功能有无障碍。

4）对舌下腺、颌下腺肿瘤患者应注意舌体运动。

5）导管口有无红肿溢脓。

6）唾液分泌是否正常。

7）腺体触诊：①方法：一般以食、中、无名指平触为宜，忌用手指提拉腺体；颌下腺、舌下腺及腮腺深叶用双手合诊法进行检查；②内容：有无肿块；肿块的部位、大小、质地、活动度以及与周围组织的关系；导管触诊有无结石以及导管的粗细及质地。

2. 特殊检查

（1）涎腺分泌功能检查

1）定性检查：给予患者酸性食物，使腺体分泌增加，来检查腺体的分泌功能及导管的通畅程度。

2）定量检查：一定时间内腺体的分泌量。

3）唾液成分分析。

（2）口腔颌面部的影像学检查

1）X线牙片检查：最常用。

2）全景X线片检查：将双侧上下颌颞关节显示于1张胶片上。得于综合对比分析。

3）X线头影测量术：正畸及正颌外科常用。

4）CT及MRI肿瘤及外伤用。

5）B超：口腔颌面部表浅的包块常用。

6）CBCT又称锥形束CT适用于口腔颌面部硬组织检查；比常规CT分辨率高，图像质量好。

（3）其他检查方法

1）细针穿刺检查：涎腺用。

2）粗针穿刺检查：囊肿用。

3）活检：肿瘤常用。

【复习思考题】

简述口腔颌面外科临床检查方法。

（唐西清）

见习十九　口腔预防保健

【见习要求】

1. 掌握控制口腔菌斑的常用方法、器械和药物。

2. 熟悉特殊人群的口腔保健。

3. 了解普通人群的口腔保健。

【见习时数】　4学时。

【见习准备】

1. 多媒体示教工具。

2. 学生自带牙刷1把，一次性口杯1只，班长带牙膏1只。

3. 手工洁刮治器每人各1套，超声波洁牙机1台。

4. 菌斑显示剂。

【见习过程】

1. 讲授各种洁牙器具的工作原理及各种手工洁牙器械的使用特点，学生互相手工刮治前牙区。

2. 讲解常用的刷牙方法，学生互相检查是否正确，并说出理由。

3. 用菌斑显示剂检查前牙菌斑去除效果。

【知识要点】

1. 漱口

（1）时间：饭后漱口。

（2）影响漱口效果的因素：水量的多少、含漱力大小、漱口次数、漱口水的性质。

（3）漱口水的分类：清洁水、氟水、氯已定、甲硝唑等。

2. 刷牙

（1）牙刷

1）牙刷的设计可分为通用型和特异型，一般成人的牙刷为10～12束，3～4排。

2）刷毛的材料可以分为：无毒塑料、尼龙丝、消毒猪鬃。

3）保健牙刷的设计标准：优质尼龙丝、顶端磨圆、软毛、波浪形。

4）特殊类型的牙刷有：电动牙刷、指套牙刷等。

（2）洁牙剂：是刷牙时用以辅助洁牙的制剂。

1）按剂型分为粉状、液状和膏状。膏药的基本成分有摩擦剂、洁净剂和润滑剂、胶粘剂、芳香剂、防腐剂等。

2）牙膏的基本作用有：通过机械的方法增强牙刷去除食物残渣、软垢和牙菌斑的效果。保持清洁、美观和健康。有助于消除或减轻口腔异味，使口腔清新，有爽口作用。可以在牙膏中加入各种其他成分，增加特殊功效。

（3）刷牙方法

1）巴斯刷牙法：又称水平颤动法。

操作要点：手持刷柄，刷毛指向根尖方向（上颌向上，下颌向下）先与牙长轴平行，然后稍作旋转，与龈缘呈45°即刷毛与牙长轴呈45°。把牙刷刷毛端放在直指龈沟的位置，刷毛约与牙长轴呈45°。勿使刷毛屈曲。轻度加压使刷毛进入龈沟。以短距离（2～3mm）水平拂刷颤动牙刷，勿使毛端离开龈沟，至少颤动10次。将牙刷移至下一组。

注意事项：用力不能过猛。用软毛牙刷。

2）竖刷法：又称旋转刷牙法。

操作要点：先将牙刷头斜向牙龈，刷毛贴切附于牙龈上，稍加压力，顺牙间隙刷向冠方。每个牙或每组牙反复旋转至少5次以上。

3）大多数刷牙方法均包括旋转、拂刷与颤动3种方法。

4）刷牙次数与时间：①次数：每天餐后或睡前各刷牙1次，至少早晚各1次；"早晚刷牙"。②时间：每次至少3分钟，以刷干净为准。

5）牙刷的保护：①尼龙牙刷禁用煮沸法和沸水消毒以防止变形；②使用后应多次清洗，并将水分甩干，刷头向上放于干燥通风区；③牙刷应每人1把；牙刷最好每月一换。

3. 龈上洁治术 使用龈上洁治器械去除龈上牙结石和牙菌斑，并磨光牙面，防止菌斑和牙结石再沉积，其常用的方法：

（1）器械洁治法。

（2）超声波洁治法。注意事项：①洁治之前应漱口和消毒；②洁牙机头不宜直接在牙釉质或牙骨质表面迂回；③不宜用于传染病患者。

4. 洁牙间隙

（1）牙签法。

（2）牙线法。

5. 牙龈按摩

6. 普通人群的口腔保健

（1）定期的口腔检查

1）自我检查步骤：头颈部、皮肤、面部、颈部、下唇、上唇、牙龈、颊部、口底、腭部。

2）口腔癌的警告标志：①口腔内的溃疡，2周以上未愈合；②口腔黏膜有红色、白色、和发暗的斑；③口腔与颈部有不正常的肿胀和淋巴结肿大；④口腔反复出血，出血原因不明；⑤口腔颌面部有不明原因的麻木、与疼痛。

3）口腔癌的致病因素：①生活方式：咀嚼槟榔、吸烟、饮酒、营养缺乏；②环境因素：光辐射、核辐射；③生物因素：口腔感染与局部刺激、病毒与梅毒。

（2）纠正不良习惯

1）消除影响口腔卫生的不利因素。

2）合理营养。

3）改善劳动环境。

【复习思考题】

1. 口腔癌的致病因素有哪些？口腔癌的警告标志有哪些？

2. 常用的刷牙方法有哪些？错误的刷牙方法的危害。

（唐荣林）

见习二十　牙　体　病

【见习要求】

1. 掌握龋病其他牙体常见病临床表现和诊断。

2. 熟悉四环素牙预防，牙本质过敏概念，楔状缺损的病因。

3. 牙体病治疗，重点掌握充填治疗。

【见习时数】　4学时。

【见习准备】

1. 病理性离体牙若干。

2. 牙科椅1台。手套若干。

3. 窝洞消毒、垫底、充填材料及器械。

4. 龋病与非龋性牙体病PPT。

【见习过程】

1. 在离体牙上讲授龋病及非龋性牙体病临床表现，诊断，学生自行归纳总结病例特点作出诊断，并说明诊断依据。

2. 示教龋病，牙体病教学标本图片及在石膏模型上制备的典型的五类洞型。

3. 在离体患牙上制备五类洞型，选择合适的垫底材料，充填。

【知识精要】

1. 临床诊断要点

（1）龋病

1）呈白垩色→棕褐色。

2）形：窝沟或邻面洞，口小底大。

3）质：洞内有腐质变软稍用力可挖除。

4）浅龋：牙釉质或牙骨质龋；中龋：损及牙本质垫层，牙本质过敏症；深龋：损及牙本质深层，食物嵌塞痛。

（2）四环素牙：服药史，颜色异常、形态缺损。

（3）楔状缺损

1）发病部位：牙颈部。

2）患牙：上下前牙、前磨牙唇颊侧牙颈部。

（4）牙本质过敏症：牙体缺损牙本质暴露导致对冷热机械刺激的酸痛感。

2. 辅助检查

（1）牙髓活力测定。

（2）牙片检查。

3. 鉴别诊断

（1）牙髓炎：自发痛，阵发或持续痛，夜间痛，放射痛，定位不明确；而深龋食物嵌塞痛，中龋：牙本质敏感症。

（2）牙体发育缺损：四环牙、氟斑牙与后天性牙体缺损区别。

4. 充填治疗要点

（1）备洞：按 Black V 类洞型要点备洞，注意抗力型固位型。

（2）消毒：70%乙醇，麝香草酚酒精溶液消毒窝洞。

（3）垫底：双层垫底：第一层氧化锌丁香油粘固粉、第二层磷酸锌粘固粉；单层垫底：磷酸锌粘固粉。

（4）充填：选择合适的充填材料：银汞合金，玻璃离子，复合树脂。

（5）调𬌗：在正中𬌗及前伸、侧向𬌗调𬌗。

【复习思考题】

1. 简答题

（1）龋病四联因素临床表现。

（2）龋病与牙髓炎鉴别诊断。

（3）非龋性牙体病有哪些？如何预防，诊断和治疗？

2. 病例分析 某男，9岁 六龄牙龋坏，食物嵌塞痛1月，去除食物疼痛消失。请回答以下问题：

（1）诊断及诊断依据。

（2）鉴别诊断。

（3）进一步检查。

（4）治疗原则。

（唐荣林）

见习二十一 牙髓病根尖周病

【见习要求】

1. 掌握牙髓尖周常见病：急性牙髓炎、根尖周炎的

临床表现诊断治疗；根管治疗概念；根管治疗三步。

2. 熟悉龋病发展为牙髓炎根尖周炎颌骨骨髓炎病理过程；根管治疗的适应证和步骤。

【见习时数】 4学时。

【见习准备】

1. 病理性离体牙若干。

2. 开髓、根充器材。

3.《现代根管治疗操作示范》。

【见习过程】

1. 讲授龋病→牙髓炎→根尖周炎→颌骨骨髓炎发展过程。

2. 提问复习理论课讲述的：急性牙髓炎、尖周炎临床疼痛特症。

3. 观看根管治疗。

4. 在离体牙上进行根管治疗。

【知识精要】

1. 牙髓炎、尖周炎临床表现要点

（1）急性牙髓炎：牙痛。特点：自发痛、阵发或持续痛、夜间痛、放射痛，定位不明确但能分左右。

（2）急性根尖周炎：发病三个阶段：①根尖脓肿：脓肿局限于根尖；②骨膜下脓肿：疼痛最剧烈诊断；③黏膜下脓肿：根尖区肿胀。

2. 辅助检查

（1）牙片检查。

（2）CBCT 检查。

（3）血常规。

3. 鉴别诊断

（1）深龋与牙髓炎。

（2）牙髓炎与尖周炎。

（3）尖周炎与牙周炎。

4. 根管治疗

（1）适应证。

（2）步骤与操作（示教）

1）第一步：根管预备开髓→拔髓→扩管→冲洗。

2）第二步：根管消毒。

3）第三步：根管充填。

【复习思考题】

1. 简答题

（1）深龋与牙髓炎鉴别诊断？

（2）牙髓炎与尖周炎鉴别诊断？

（3）尖周炎与牙周炎鉴别诊断？

2. 病例分析 某患者，左下大牙疼痛 5 天，咬合痛明显，左颊部稍肿胀，要求做出以下分析：

（1）诊断及诊断依据。

（2）鉴别诊断。

（3）进一步检查。

（4）治疗原则。

（唐西清）

见习二十二（1） 牙 周 病

【见习要求】

1. 掌握牙周病的临床表现，预防和治疗方法。

2. 熟悉牙周病的病因。

【见习时数】　2学时。

【见习准备】

1. 典型患者1人/小组。

2. 超声波洁牙机及手工洁牙器械1套。

3. 牙菌斑染色剂。

4. 检查器械盘若干套。

【见习过程】

1. 检查牙齿牙周袋牙松动牙位，及牙槽骨吸收情况。

2. 牙龈炎与牙石软垢（肉眼），牙菌斑（染色）关系调查，可学生间相互检查牙龈炎与软垢结石情况并记录（三人一组）。

3. 示教手工和超声波洁牙。

【知识精要】

1. 牙周炎临床要点

（1）牙龈炎：牙龈红肿易出血，点采消失。

（2）牙周袋

1）龈沟>2mm，牙龈增生形成者：假性牙周袋。

2）结合上皮向根方迁徙增殖：真性牙周袋。

（3）牙槽骨吸收

1）水平吸收：牙周炎症所致。

2）垂直吸收：咬合创伤导致。

3）混合性吸收：牙周炎症+创伤。

（4）牙齿松动

1）I度松动：松动1mm以内。

2）Ⅱ度松动：松动 1～2mm 以内。

3）Ⅲ度松动：松动 2～3mm 以内。

（5）局部因素：菌斑、结石、软垢、食物嵌塞。

（6）全身因素：糖尿病。

2. 辅助检查

（1）牙X线片检查。

（2）牙周袋检测。

（3）牙菌斑检查。

（4）局部刺激因素检查。

（5）其他相关疾病检查。

3. 诊断　根据牙周炎四大表现及局部因素，结合 X线片可诊断，可分原发性及系统性疾病继发性。

4. 治疗

（1）治疗原则。系统治疗：基础治疗→与术治疗→预防性洁牙→牙周保健。

（2）治疗方法

1）超声波洁牙：用超声波洁牙机头与牙石 15°洁牙去除牙石软垢菌斑。

2）手工器械洁牙：用手用器械洁牙分段分区进行。

3）牙周袋上药：碘甘油、碘酚、甲硝唑、四环素选一种处理牙周袋吹于后置于牙周袋内。

4）牙周袋切除：假性牙周袋牙龈切除。

5）牙龈翻瓣去骨术：经典的方法。

6）膜诱导再生术：（略）。

7）全身药物治疗：抗厌氧菌药物甲硝唑、乙酰螺旋霉素。

【复习思考题】

1. 简答题

（1）牙周炎主症有哪些？

（2）牙周脓肿与尖周脓肿如何鉴别？

（3）牙周炎的局部因素、全身因素有哪些？

2. 病例分析 某男，25 岁，因牙龈出血，牙松动，3 月入院。请围绕主诉采集相关病史。并回答医学问题：

（1）诊断及诊断依据。

（2）鉴别诊断。

（3）进一步检查。

（4）治疗原则。

（伍协阶）

见习二十二（2） 黏 膜 病

【见习要求】

1. 掌握常见的口腔黏膜病（疱疹性口炎、念珠菌感染、扁平苔藓、口疮、天疱疮、白斑）临床表现，预防和治疗方法。

2. 熟悉常见的口腔黏膜病病因。

【见习时数】 2 学时。

【见习准备】

1. 典型口腔黏膜病图片。

2. 典型病例。

3. 封闭疗法、微波、激光疗法。

【见习过程】

1. 示教典型口腔黏膜病图片。

2. 示教封闭疗法、微波、激光疗法。

【知识精要】

1. 口腔黏膜病临床诊断要点

（1）疱疹性口炎：婴幼儿多见，成簇小水疱、易破成小溃疡，流涎拒食；发热。

（2）念珠菌感染

1）常见诱因：①全口局部义齿修复；②头颈部放疗与肿瘤化疗；③全身应用抗菌类药物；④年老体弱婴幼儿；⑤口腔卫生不良。

2）4个典型类型与临床表现（表22-1）。

表 22-1　口腔念珠菌感染分类与临床表现

类型	临床表现
急性伪膜型	好发年龄：新生儿、婴幼儿
	好发部位：唇、颊、舌、腭黏膜
	口干、烧灼不适，轻微疼痛，哭闹不安
	唇、颊、舌、腭黏膜处伪膜不易擦去，若强行擦除，则暴露充血糜烂面
急性萎缩型	好发年龄：50～60岁
	好发部位：舌部、其次两颊上腭部
	疼痛明显、伴口干
	舌黏膜萎缩、弥散性红斑
慢性萎缩型	好发年龄：60岁以上
	好发部位：舌、腭、颊

续表

类型	临床表现
慢性萎缩型	口干明显、刺激性疼痛、烧灼感
	常见为义齿的承托区黏膜，广泛的充血发红，形成鲜红色弥散性的红斑
慢性增殖型	好发年龄：50～60 岁
	好发部位：颊黏膜、尤其口角内侧黏膜
	口干、烧灼感、轻微疼痛
	颊、口角内侧黏膜上白色斑块，严重时白斑表面有颗粒增生。黏膜失去弹性

（3）口疮：口腔溃疡：自发性，自愈性，疼痛性，孤立性。

（4）白斑：疣状、皱纸状、颗粒型、溃疡型、均质型。

（5）天疱疮：棘细胞松解、尼氏征阳性大水疱。

（6）口腔黏膜扁平苔藓：白色网状丘疹条纹型、糜烂型、萎缩型、颗粒型。

2. 治疗

（1）疱疹性口炎：抗病毒、抗生素预防继发感染、维生素辅助黏膜修复。

（2）念珠菌感染：抗真菌。

（3）口疮：消炎止痛促进愈合。

（4）白斑：维甲酸、手术切除。

（5）天疱疮：激素治疗、抗感染。

（6）扁平苔藓：维甲酸、封闭治疗、全身免疫治疗。

【复习思考题】

1. 简答题

（1）常见的口腔黏膜病有哪些?

（2）常见口腔癌前病变有哪？

（3）述免疫治疗在口腔黏膜病治疗中应用。

2. 病例分析 某女，45 岁，因口腔灼热疼痛反复半年加重入院。入院检查见口腔黏膜白色网状丘疹条纹，部分区域可见充血糜烂。请回答以下问题：

（1）进一步检查。

（2）诊断及诊断依据。

（3）鉴别诊断。

（4）治疗原则。

（伍协阶）

见习二十三（1） 口腔局部麻醉

【见习要求】

1. 掌握口腔颌面部解剖标志、各种局部麻醉方法。

2. 熟悉局部麻醉的并发症及处理。

【见习时数】 2 学时。

【见习准备】

1. 头颅标本 1 个。

2. 每人 1 副注射器，及局部麻醉药物及一次性手套等。

3. 仿头模型 10 个。

4. 一次性口腔器械盒每人 1 套。

【见习过程】

1. 结合头颅标本讲授麻醉药物及各种麻醉标志进针点，操作要点。

2. 学生每二人一组相互作下齿槽神经阻滞麻醉，体会麻醉后的感受，并相互检查麻醉效果。

【知识精要】

1. 局麻的特点

（1）局麻药物

1）普鲁卡因：效果较好，偶有过敏休克反应，现已较少用。

2）利多卡因：利多卡因又名赛罗卡因（xylocaine），其盐酸盐水溶液比普鲁卡因稳定得多。目前，是口腔科临床应用最多的局麻药。

3）布比卡因（bupivacaine）：又名丁吡卡因，麻卡因。局麻作用强于利多卡因(约强 4 倍)。其 0.25%～0.5%溶液引起局麻的时间一般为 4～10 分钟,0.75%溶液起效较之略快。用其 0.5%溶液加肾上腺素作硬膜外阻滞麻醉，作用可维持 5 小时。由于本品在血液内浓度低，体内蓄积少，作用持续时间长，故为一比较安全的长效局麻药。

4）丁卡因：局麻作用比普鲁卡因强 10 倍，毒性则大 20 倍。易穿透黏膜、奏效迅速。

5）阿替卡因（碧兰麻）：盐酸阿替卡因 68mg 与酒石酸肾上腺素 17g(以肾上腺素计)，口腔用局部麻醉剂，特别适用于涉及切骨术及黏膜切开的外科手术过程。

（2）血管收缩剂在局麻药物中的应用：临床应用时常将血管收缩剂加入局麻药溶液中，以延缓吸收，降低毒性反应，延长局麻时间，减少注射部位的出血，使术野清晰。

2. 常用局部麻醉药的比较（表 23-1）。

表 23-1 常用局部麻醉药的比较

药名	普鲁卡因	布比卡因	利多卡因	阿替卡因
类型	酯类	酰胺类	酰胺类	酰胺类
效能强度*	1	8	2	1.9
毒性强度*	1	4	2	1～1.5
显效时间（min）	6～10	6～10	2～3	2
维持时间（min）	45～60	180～480	90～120	120～150
阻滞麻醉浓度（%）	2	0.5	2	4
一次最大剂量（mg）	6.6/kg	1.3/kg	4.4～6.6/kg	5～7/kg

*以普鲁卡因等于1作为标准

3. 局麻的方法 口腔颌面外科临床常用的局麻方法，有表面麻醉法、浸润麻醉法和阻滞（传导）麻醉法；冷冻麻醉法应用较少。

（1）表面麻醉

1）表面麻醉是将麻醉剂涂布或喷射于手术区表面，麻醉药物被吸收，局部神经末梢麻痹，痛觉消失，从而达到麻醉的效果。

2）常用的药物是 1%～2% 的丁卡因，其麻醉效果较强；但因其有毒性，又可扩张血管而增强药物吸收的速度，故在使用时要注意剂量，或在丁卡因中加入少量肾上腺素。

3）适用于黏膜下脓肿切开引流、拔除松动的乳牙，以及气管内插管前的黏膜表面麻醉。

（2）浸润麻醉

1）浸润麻醉是将局麻药液注入组织内，以作用于神经末梢，使之失去传导痛觉的能力而产生麻醉效果。

2）临床常用的局麻药液是 0.25%～0.5% 的利多卡因或 4% 阿替卡因。常用的浸润麻醉方法有：①骨膜上浸润法：又名局部浸润法，是将麻醉药注射到牙根尖部位的骨膜浅面，这种浸润方法主要用于上颌及下颌前份牙及牙槽骨手术；②牙周膜注射法又叫牙周韧带内注射法。自牙的近中和远中侧刺入牙周膜，深约 0.5cm，分别注入局麻药 0.2ml 时，即可麻醉牙及牙周组织。

（3）阻滞麻醉

1）阻滞麻醉是将局麻药液注射到神经干或其主要分支附近，以阻断神经末梢传入的刺激，使被阻断的该神经分布区域产生麻醉效果。

2）常用的麻醉药物有 1%利多卡因、2%普鲁卡因等。

3）主要用于三叉神经分布区域内的颌骨、牙的手术。常用的阻滞麻醉方法有：上颌神经阻滞麻醉、下颌神经阻滞麻醉、上牙槽神经阻滞麻醉、眶下神经阻滞麻醉、腭前神经阻滞麻醉、舌神经阻滞麻醉等。

4. 麻药中毒症状及处理措施

（1）原因：局麻药中毒一般都是药量过大或是局麻药误入血管所致。过敏反应：有时可见局部超敏或全身超敏反应，表现为局部或全身的丘疹，红斑，水肿，低血压，心血管虚脱。对于过敏体质者尤为注意。

（2）临床表现：局麻药中毒往往累及神经系统和心血管系统。轻者耳鸣、头晕、目眩、金属异味，重者抽搐、昏迷、惊厥、意识消失。缺氧，二氧化碳潴留，酸中毒会加重这种情况。心血管系统会表现为低血压，心血管虚脱，心律失常。

（3）处理：对症进行处理。一旦发现轻微征象就要早期给氧，重者加压供氧，注意补液；惊厥者予硫喷妥钠，安定等抗惊厥药物。低血压予升压药，心率失常予抗心律失常药等。

【复习思考题】

1. 简述口腔颌面外科局部麻醉常用方法。

2. 使用血管收缩剂的目的是什么？

3. 局麻药并发症鉴别及急救处理？

（唐西清　唐荣林）

见习二十三（2）　牙 拔 除 术

【见习要求】

1. 熟悉各种拔牙器械、规范牙拔除术的各种步骤与操作要点，掌握牙钳、牙挺的正确握持方式与操作方法。

2. 了解牙拔除术后的注意事项。

3. 了解牙槽外科手术适应证及特点。

【见习时数】　2学时。

【见习准备】

1. 头颅标本1个。

2. 每人1副注射器，及局部麻醉药物及一次性手套等。

3. 仿头模型 10 个。

4. 一次性口腔器械盒每人 1 套。

5. 各种拔牙器械 1 套。

【见习过程】

1. 识别各种拔牙和牙槽外科器械，示教牙拔除术的步骤和方法。

2. 在仿头模型进行各种牙拔除术。

3. 观看牙槽外科手术（预约病人）。

4. 小组讨论拔牙的适应证和禁忌证。

【知识精要】

牙拔除术是口腔颌面外科最基本的手术，是治疗某些牙病和由其引起的局部或全身一些疾病的手段，也是应用最广泛的手术。

1. 适应证 牙拔除术的适应证是相对的。由于口腔医学的进展，很多过去属于拔牙适应证的病牙，现在皆可保留。口腔医师的责任，首先应考虑牙的保存，以最大限度地保持功能及美观。故考虑拔牙时应慎重。

（1）严重广泛的龋坏而不能修复的牙可拔除。

（2）根尖周病根尖周围病变已不能用根管治疗、根尖切除或牙再植术等方法保留者。

（3）牙周病晚期的牙病，牙周骨组织已大部被破坏，牙极为松动者。

（4）隐裂牙、牙根纵裂及创伤性磨牙根横折过去均属拔牙适应证；目前则应根据具体情况决定拔除或保留。

（5）牙外伤仅为牙冠折断者，牙应保留。如牙根折断，尽可能在治疗后保留。如折断线与口腔相通者，一般为拔牙适应证。残留断根有一定长度，仍可利用者，可摘除断端冠，保留牙根。至于外伤脱位牙及脱位牙，现认为均应保留。

（6）牙髓内吸收如髓腔壁吸收过多，甚至穿通时，患牙易发生病理性折断，应当拔除。但如牙根及其周围情况良好时，牙根亦可考虑保留。

（7）埋伏牙如引起邻近牙疼痛和压迫吸收时，在邻牙可以保留的情况下，应予拔除。如邻牙应予拔除，则埋伏牙可考虑用助萌、移植等方法以代替被拔除之邻牙。

（8）阻生牙常发生冠周炎，或引起邻牙牙根吸收或破坏时则应拔除，如邻牙不能保留，则应用正畸方法助萌或做牙移植术。

（9）额外牙使邻牙迟萌、牙根吸收或错位萌出，或导致牙列拥挤，或影响面容美观者均应拔除。

（10）融合牙及双生牙发生于乳牙列的融合牙及双生牙如延缓牙根的生理吸收，阻碍其继承恒牙的萌出时应拔除。

（11）滞留乳牙影响恒牙萌出者应拔除。但成人牙列中的乳牙，如下方恒牙先天缺失或恒牙阻生时可保留。

（12）错位牙致软组织创伤而又不能用正畸方法矫正者应拔除。

（13）治疗需要因正畸治疗需要进行减数的牙；因义齿修复需要应拔除的牙；恶性肿瘤进行放射治疗前为预防严重并发症而需要拔除的牙；以及良性肿瘤累及的牙均为拔除的适应证。举例说明。

（14）骨折累及的牙况决定，应尽可能保留。因颌骨骨折或牙槽骨骨折所累及的牙，应根据牙本身的情况。

2. 禁忌证 与牙拔除术的适应证相似，牙拔除术的禁忌证亦为相对的。

（1）心脏病：以下情况应视为拔牙禁忌证或暂缓拔牙。

1）有近期心肌梗死病史者。

2）近期心绞痛频繁发作。

3）心功能Ⅲ～Ⅳ级，或有端坐呼吸、紫缩、颈静脉怒张、下肢浮肿等症状。

4）心脏病合并高血压，血压≥24/13.3kPa（180/100mmHg），应先治疗控制后再决定是否拔牙。

5）有2或3型房室传导阻滞、双束支阻滞、阿-斯综合征（突然神志丧失合并心传导阻滞）病史者。在有条件的单位可与专科医师合作开设心血管病监护拔牙手术，对重症患者可得到安全保障。

（2）高血压：血压高于 24.0/113kPa（180/100mmHg），则应先行治疗，再拔牙。应做好拔牙前的准备工作，术前 1h 给予适量的镇静剂等，手术时应保证无痛，局麻药以用利多卡因为宜。

（3）造血系统疾病

1）贫血：成年男性低于 130g/L，成年女性为低于120g/L，孕妇低于 110 g/L。

2）白细胞减少症和粒细胞缺乏症。

3）白血病。

4）恶性淋巴瘤。

5）出血性疾病。

（4）糖尿病：拔牙时，血糖以控制在 8.88mmol/L（160mg/dl）以下为宜。未控制而严重的糖尿病，应暂缓拔牙。

（5）甲状腺功能亢进症：拔牙应在本病控制后，静息脉搏在 100 次/min 以下，基础代谢率在 +20% 以下，方可进行。

（6）肾脏疾病：各类急性肾病均应暂缓拔牙。

（7）肝炎：急性肝炎期间应暂缓拔牙。

（8）妊娠：在怀孕后的 4～6 个月间，进行拔牙或手术较为安全。

（9）月经期。

（10）急性炎症期。

（11）恶性肿瘤。

（12）长期抗凝药物治疗。

（13）长期肾上腺皮质激素治疗。

（14）神经精神疾患。

3. 术前准备

（1）患者术前的思想准备。

（2）术前检查

1）拔牙前必须对患者的情况有全面的了解，故术前首先要详细询问病史。

2）对口腔情况作全面细致检查，然后检查将要拔除的牙，肯定所要拔除的牙符合拔牙适应证。并告知患者以取得患者的同意。

（3）患者体位：拔牙时可采用卧位，但多采用坐位。拔上牙时，患者头部应稍后仰，使张口时上颌牙的殆平面约与地平面成 45°。手术椅的高度大约为患者的上颌与术者的肩部在同一水平，这可使医师上臂自然下垂，便于用力并避免疲劳。拔除下颌牙时，应使患者大张口时下颌牙殆平面与地面平行，下颌与术者的肘关节在同一高度或更低。术者一般应立于患者的右前方，拔下前牙时，应立于患者的右后方。

（4）手术区准备。

4. 拔牙器械

（1）拔牙钳。

（2）牙挺。

（3）刮匙。

（4）牙龈分离器。

5. 一般牙拔除术 一般牙拔除术，指不复杂的拔牙术，用钳、挺即能顺利地将牙拔除。

（1）基本方法：完成术前的各项准备工作及麻醉并在麻效肯定后，按下列步骤操作。

1）分离牙龈。

2）挺松牙体。

3）安放拔牙钳：①首先正确选用拔牙钳；②正确安放拔牙钳；③夹紧牙体，注意钳喙应在牙的根部，即牙颈下方的牙骨质处，而不是在釉质上，夹紧的程度为作脱位运动时，钳喙不会滑动；④肯定钳喙在运动时不伤及邻牙；⑤再一次核对牙位。

4）拔除病牙，拔牙力的应用主要有三，即：摇动、扭转（上前牙）和牵引（拔除）。

5）拔牙创口的检查与处理：拔牙后应检查拔除的牙是否完整。

（2）拔牙后注意事项

1）咬住纱布或棉卷半小时后轻轻吐出。

2）拔牙当天24小时内不能漱口及刷牙，以防出血。

3）拔牙后2小时方可进食，手术手术当天可吃蔬菜或半流质的食物，食物不宜过硬或过热。

4）拔牙当天口水中常常有少量血丝，属正常现象，不要经常吐口水，不要吮吸创口，如口水有较多的血液或血块，不要紧张，可去医院检查止血，同时用清洁纱布放在伤口处，咬住，以免途中继续出血。

5）麻醉药性消失后，拔牙创口略感疼痛，一般不需用止痛药。拔牙后可酌情使用抗生素，消炎观察。

6）拔牙后如需安装义齿，应在拔牙后二至三个月。

【复习思考题】

1. 拔牙前五对有哪些内容？

2. 试述对先心、风心及细菌性心内膜炎患者的拔牙前准备工作有哪些?

3. 拔牙的禁忌证有哪些?

4. 拔牙后常规医嘱?

5. 拔牙后出血的原因及处理。

（唐西清　唐荣林）

见习二十四　口腔颌面感染和损伤

【见习要求】

1. 掌握口腔颌面部感染的特点，冠周炎、常见间隙感染、颜面部疖痈的临床特点，治疗原则。

2. 掌握口腔颌面部损伤的特点、清创术的原则、牙及牙槽骨损伤的处理。

3. 熟悉化脓性颌骨骨髓炎，放射性颌骨骨髓炎的病因、临床表现和处理原则。

4. 熟悉颌面部损伤的急救原则。

【见习时数】　4学时。

【见习准备】

1. 多媒体示教工具。

2. 一次性口腔常规器械检查盘每个学生 1 套。

3. 石膏模型每人 1 副，结扎丝及钢丝钳等。

4. 2 个学生 1 台牙科综合治疗台。

【见习过程】

1. 学生温习颌面感染损伤的临床表现。

2. 教师简要示范松牙固定，颌间固定术操作要领。

3. 每 2 个学生一组牙间松牙固定。

4. 每组作交换核对松牙固定的效果，教师作总结。

5. 颌面部脓肿切排的指征及要点。

【知识精要】

1. 冠周炎

（1）病因：第三磨牙阻生。

（2）病变过程为：颌骨退化、萌出位置不够→牙阻生→龈瓣覆盖形成盲袋→细菌侵入及机械压力→机体抵抗力下降→冠周炎。

（3）诊断要点

1）局部疼痛，严重时有自发性跳痛放射至耳颞区。

2）局部肿胀伴张口受限。

3）有全身症状。

4）口腔检查：第三磨牙阻生，冠周软组织红肿、触痛盲袋内有脓性分泌物。

（4）并发症：有以下几种扩散途径。

1）向前方（外斜线）→第一磨牙颊侧前庭沟→龈瘘。

2）向外前方（颊肌咬肌之间）→颊间隙脓肿→面颊瘘。

3）向外后（下斜支外）→咬肌间隙脓肿或边缘性骨髓炎。

4）向内后→翼颌间隙或咽旁间隙脓肿。

5）向下→颌下间隙脓肿、口底蜂窝积炎。

（5）治疗

1）全身对症处理。

2）局部处理。

3）对反复发作者待炎症控制后应拔除病源牙。

2. 颌面部间隙感染

（1）病因：牙源性感染、腺源性感染。

（2）临床表现

1）化脓性感染或腐败坏死性感染。

2）全身中毒症状。

3）局部红肿热痛功能障碍。

4）腐败坏死性感染局部可产生皮下气肿，有捻发音。

（3）治疗

1）全身治疗。

2）局部治疗：局部切开引流指征：牙源性感染 3～4 天，腺源性感染 5～7 天；抗生素治疗无效；局部症状更加明显，有波动感，或穿刺有脓；腐败坏死性感染应早期切开。

3）病灶清除。

3. 化脓性颌骨骨髓炎

（1）病因

1）牙源性感染。

2）损伤性感染。

3）血源性感染。

4）皮肤黏膜感染及颌骨。

（2）症状：中央型颌骨骨髓炎现已少见。临床以边缘型骨骨髓炎多见，分两期。

1）急性期：一般都有与颌周间隙感染表现相似，易被忽略。

2）慢性期：①局部肿胀好发于下颌支或下颌角部；②张口受限；③全身症状较轻；④溶解型有长期流脓的瘘管，探查骨面粗糙，X 线检查可见骨质溶解吸收改变；⑤增生型无瘘管，X 线检查可见骨皮质增生，骨质致密。

（3）治疗：合理的综合治疗，适时的外科手术。

4. 口腔颌面部损伤的急救处理

（1）解除窒息

1）窒息的原因：①阻塞性窒息：异物阻塞咽喉部；组织移位；肿胀；活瓣样阻塞；②吸入窒息：主要见于昏迷伤员。

2）临床表现：烦躁不安、出汗、口唇发绀、鼻翼扇动。严重者出现"三凹症"。随之发生脉弱、脉速、血压下降及瞳孔散大等危象以至死亡。

3）窒处的急救：防止窒处的关键在于及早发现和处理，把急救工作做在窒息发生之前。①阻塞性窒息的急救（针对病因）：及早清除伤口、鼻腔及咽喉部的异物，将后坠的舌牵出，吊起下坠的上颌骨块，插入通气管使呼吸道通畅；②吸入性窒息：应立即行气管切开术。

（2）止血（略）。

5. 口腔颌面部软组织的清创缝合术（略）。

【复习思考题】

1. 简述冠周炎的发病原因，治疗原则，扩散途径。

2. 简述口腔颌面部间隙感染的概念，临床特点，扩散途径，治疗原则。

3. 简述窒息的原因，临床表现及急救措施。

笔记栏

（唐西清　唐荣林）

参 考 文 献

孔维佳. 2010. 耳鼻咽喉头颈外科学. 2 版. 北京：人民卫生出版社

田勇泉. 2013. 耳鼻咽喉头颈外科学. 8 版. 北京：人民卫生出版社

王轶鹏，董震. 1999. 鼻息肉病的病理机制研究进展. 中华耳鼻咽喉科杂志，34（3）：181

王毅. 2015. 张秀峰. 临床技能与临床思维. 北京：人民卫生出版社

许庚，李源. 1994. 内镜鼻窦外科学. 广州：暨南大学出版社

中华耳鼻咽喉头颈外科杂志编辑委员会鼻科组，中华医学会耳鼻咽喉头颈外科学分会鼻科学组. 2015. 鼻出血诊断及治疗指南（草案）.中华耳鼻咽喉头颈外科杂志，（4）：265-267

Behring Ms，Ferguson，Haley JA，Ital. 2003. Clinical chronic rhinitis：Admonition，diagnosis，epidemiology and pathology. Goolagong Head Neck Burg，129（3 suppl）：1-32

For kens W，Fund V，Mull oi J Ital. 2007. European position paper on rhino sinusitis and polyps 2007. Rhino Suppl,（20）：1-136